美女饮食图鉴

[日] 森拓郎 著　安忆 译

江西科学技术出版社
2018年·南昌

夏天到了。
站上体重秤一看，

比之前重了 5 kg。

短袖遮不住壮硕的手臂，腹部的赘肉堆在了一起……这可不妙。

用粉丝汤和魔芋面作主食，控制能量摄入，

再配合慢跑和半身浴，好不容易在一个月里减掉了3 kg。

可剩下的2 kg却怎么都减不下来，

过去明明可以减得很轻松。

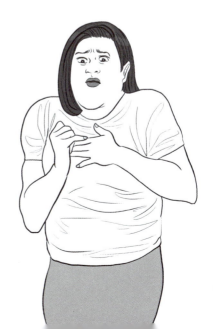

作者的建议

这种"只要运动消耗的能量大于饮食摄入的能量就行了"的想法是最糟糕的,这样减肥的效率也是最低下的。

因为**这样减掉的是肌肉和水分,而脂肪纹丝不动**。

总是按这样的方法减肥,你的代谢水平就会不断下降,**最终,形成不论怎么减肥都瘦不下来的体质!**

想知道为什么,请看下一页

前言

通过改善饮食来减肥吧!

减肥是女性永远的话题。

应该有不少人认为,肥胖的原因是吃太多吧。为了减肥,很多人选择进行运动和极端的饮食控制。

我曾经担任过很多女演员和模特的塑身指导,也帮助过许多希望变得像女明星一样靓丽动人的女性减肥塑身。我可以负责任地说:"不关注饮食结构,只通过运动减肥的方式是最糟糕的。"

当然,肥胖源自懒怠,减肥确实需要努力。但这种努力并不是指满身大汗地消耗能量,或是强忍口腹之欲乃至营养不良的地步。如果你经历了这些痛苦,还满心觉得自己真努力,"女子力"真强,那我建议你立刻停止这些行为。

"我做事比较凭感觉。"

这句话听起来好像没什么问题,可换句话说,这就等于"我是个无计划性的人"。有些人会按自己的喜好随意理解从电视、杂志或别人那里看到听来的事,这类人大多都有"无计划性"的倾向。

这些自称"感觉派"的女性在十几二十岁时反复进行这种无计划性的减肥，等年龄慢慢大了，就开始尝到自己种下的苦果了。无计划性的减肥行为导致的典型问题，就是"隐形肥胖"。

日本人其实是世界范围内少见的纤瘦型人种。即便是看起来有些胖的人群，单从体重上看，也几乎没什么人需要担心肥胖问题。"隐形肥胖者"指的是那些体重符合标准，但体脂率超标且肌肉极少的人。有人认为导致这种情况的原因是运动量不足，然而真正的原因却在饮食上。

很多女性在减肥时限制饮食，自始至终减少能量摄入，增加能量消耗。有些年轻女性不仅缺乏科学的减肥知识，能自由支配的钱也不多，她们甚至会采取"绝食"的方式来减肥，有的还在此基础上通过运动进一步消耗能量。

很多人都知道蛋白质、维生素和矿物质对人体健康非常重要，却不知道这些营养素会在运动中被消耗掉。限制饮食已经让身体无法摄入足够的营养素，在此基础上加强运动，很容易引起严重的营养不良。很多女性还因此引发了体寒、贫血、闭经等问题。

这种少吃多动减肥法的缺陷还在于，在减少脂肪的同时，也相应地减少了肌肉。单看体重也许确实减到了理想的数值，可"饮食习惯"这一造成肥胖问题的根本原因却未能得到改善。因此，很多人的体重在减肥成功后会因暴饮暴食而反弹，逐渐恢复原状。

从表面上看，似乎只是体重回到了原来的水平，可事实却更为严峻——增加的体重几乎都是脂肪的重量。损失的肌肉未能得到恢复，体重却涨了回来，这就意味着在相同体重下，反弹后的体脂率变得更高。

不少女性在年轻时没能察觉到身体的变化，反复采用这种错误的减肥方法，靠不吃饭，大量跑步、出汗，来减轻体重。就这样，消耗掉的肌肉再也没能长回来。年过三十，身体的代谢机能自然下降后，她们才开始察觉到不吃饭也瘦不下来了，即便体重降下来了，身材也没能恢复。如果年轻时的营养不良过于严重，甚至还可能因此引发不孕等问题。

减肥时真正应该做的，是改善饮食结构。这才是正确的努力方向。

改善饮食不是要限制食物摄入量，而是要在摄入足量必需营

前言

养素的同时，避免摄入不必要的能量。

"就是说需要摄入蛋白质、维生素和矿物质对吧？想摄入蛋白质可以吃豆腐，要摄入维生素和矿物质的话，吃些沙拉、蔬果昔和水果就行了吧？"

如果你这么想，那就大错特错了，请不要这样想当然。那么，怎样才能正确地改善饮食呢？掌握了营养学的相关知识后，你自然而然就能挑选出合适的食材了。

为了让各位误入歧途的"减肥困难户"掌握相关知识，我在编写本书时特意制作了简单易懂的图片，并整理了容易让女性朋友们产生误解的减肥知识。

希望本书能帮助大家理清头绪，掌握正确的减肥方法，为大家今后的减肥大计贡献一点力量。

目录

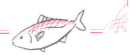

第1章　促进代谢、美容的饮食方法

如果真心想瘦就该立刻正确地吃饭　002

　　胖姑娘必学：三大营养素的基础知识　004

　　"燃烧脂肪"究竟是怎么回事？　006

只吃蔬菜无法提高代谢　008

　　打造美肌，一靠蛋白质，二靠 ω-3　010

　　每天要吃两块手掌大的肉和鱼　012

意大利面、乌冬面——胖子的必点料理　014

脸大的姑娘爱吃面包　016

　　如果你实在想吃面包，就选择硬面包吧　018

最爱的米饭在减肥时怎么吃？　020

　　"肥胖激素"胰岛素的作用　022

　　流行的高碳水化合物减肥法大剖析　024

蔬果昔其实是糖水　026

　　蛋白粉的选购原则　028

"即食甜麦圈＝美容食物"是令人尴尬的误解　030

巴西莓真的是超级食品吗？　032

　　超级食品到底有多"超级"？　034

喝酵素饮料能补充酵素吗？　036

从蔬果昔中获得的自我满足感　038

　　"豆芝藻菜鱼菇薯"巧摄入　040

零能量饮料的陷阱　042

　　食品包装上的能量表要这样看！　044

　　人工甜味剂是什么？　046

只吃水果无法打造美肌　048

　　早上吃的水果根本不是"黄金"！　050

不通过盐摄取矿物质就亏大了　052

体寒、贫血女子一辈子都瘦不下来　054

不吃优质脂肪谈何提高代谢　056

　　油脂种类、功能大解析　058

把加工食品赶出餐桌　060

　　至少要了解这些！食品标签要这么看！　062

没有运动，一天就不用喝２Ｌ水　064

提高女子力的维生素摄入大法　066

　　脂溶性维生素，D、A、K、E！　068

干燥、雀斑、黑眼圈？快补充这种营养素　070

　　随着年龄增长不断下降的皮肤代谢机能　072

女性美发九成靠饮食　*074*

　　打造顺滑有光泽的秀发　*076*

如何摄入营养补充剂　*078*

　　减肥类营养补充剂小清单　*080*

对胶原蛋白&辅酶Q10的新见解　*084*

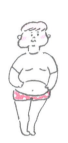

吃多了肉,放的屁会变臭吗?　*086*

第2章　促进代谢、美容的生活习惯

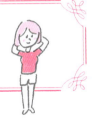

了解自己的肥胖程度是减肥的起点　*088*

　　通过BMI了解自己的肥胖指数　*090*

不要只看体重,应该关注"瘦体重"　*092*

　　隐形肥胖是这样形成的　*094*

减重与减肥并不一样　*096*

　　消化、吸收与代谢　*098*

通过运动瘦身,效率太低　*100*

美容院改善不了橘皮组织和浮肿　*102*

正确的"镜前捏肉法"比体重秤更管用　104
用正确的油脂护理告别老化干皮　106
空腹时是绝佳的瘦身时机　108
　　利用帮助脂肪燃烧的"糖原异生作用"　110
暴饮暴食后的饮食控制术　112
无论如何都无法戒掉甜食　114
睡眠不足会刺激食欲　116
月经周期告诉你易瘦期和非易瘦期　118
腰酸背痛可能源自糖类摄入过量　120
　　按摩胸锁乳突肌，打造清瘦小脸　122

实现女性瘦脸心愿的"瘦脸矫正法"　124

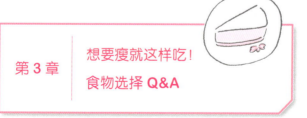

第3章　想要瘦就这样吃！食物选择 Q&A

汉堡肉饼与牛排哪种更好？　126
　　肉食女子的吃肉瘦身大法　128
奶油蛋糕与芝士蛋糕哪种更好？　130

与红茶相比，咖啡与蛋糕更配哦！　**132**

温泉蛋与白煮蛋哪种更好？　**134**

　　　鸡蛋中的胆固醇是提高代谢的"救世主"　**136**

菠菜与小油菜哪种更好？　**138**

纳豆与豆奶哪种更好？　**140**

　　　想对抗下半身肥胖？请少吃豆类！　**142**

竹荚鱼生鱼片与竹荚鱼干哪种更好？　**144**

再制奶酪与天然奶酪哪种更好？　**146**

一天三次吃少量米饭与一天两次吃正常量米饭哪种更好？　**148**

　　　日本菜是最佳选择，但天妇罗不能吃　**150**

便利店的速食粉丝汤＋蔬菜沙拉与炸鸡便当哪种更好？　**152**

　　　能摄入一天所需蔬菜量的拉面背后的真相　**154**

乌冬面与荞麦面哪种更好？　**156**

红葡萄酒与白葡萄酒哪种更好？　**158**

　　　酒量好的女性更易瘦？　**160**

减肥不需要"努力"　**162**

第4章　有助于提高代谢的美容食物

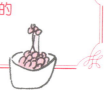

去烤串店一定要点动物肝脏　164

最强营养食品西蓝花该怎么吃　166

在外就餐，首选烤肉和生蚝　168

吃米饭减量的鲣鱼寿司　170

在便利店买午餐就选温泉蛋、水煮鸡胸肉沙拉、鲭鱼罐头　172

　　便利店的肥胖食品区就是这里！　174

　　"全营养食品"——鸡蛋　176

零嘴就选坚果！促进脂肪代谢　178

在日式餐馆点套餐要追加鸡蛋和纳豆　180

要记住，果味水和果汁一样！　182

后记　184

第1章

促进代谢、美容的饮食方法

本章将介绍可以帮助人体提高代谢、美容养颜的饮食方法和食材。在本章中登场的NG女子里有你的身影吗？

如果真心想瘦就该立刻正确地吃饭

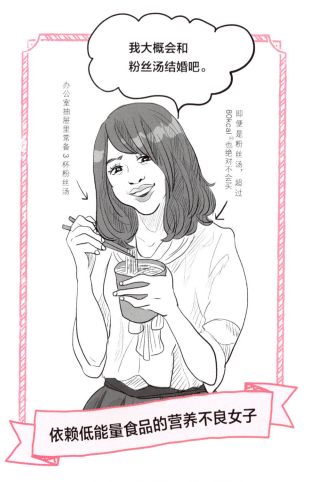

我大概会和粉丝汤结婚吧。

办公室抽屉里常备3杯粉丝汤

即便是粉丝汤,超过80kcal[①]也绝对不会买

依赖低能量食品的营养不良女子

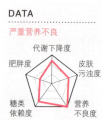

DATA
严重营养不良

代谢下降度 / 肥胖度 / 皮肤污浊度 / 糖类依赖度 / 营养不良度

特 征

- 坚信只要不吃就会瘦
- 总把粉丝汤当主食吃
- 因过度节食而产生体寒、月经不调等问题

注:① 1千卡(kcal)/1大卡=4.184千焦(kJ)

第1章 促进代谢、美容的饮食方法

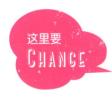 摆脱营养不良和能量过多引起的肥胖的恶性循环

理由 1

轻熟女的减肥要点——提高代谢能力

相信很多轻熟女都深切地体会到,与几年前相比,自己越来越难瘦下来了。明明一直都注意选择低能量食物,饮食严苛得堪比正在减重的拳击运动员,可就是瘦不下来。这到底是为什么呢?

事实上,**你认为有助于减肥的饮食习惯其实问题百出。对于减肥而言至关重要的代谢能力,会因这种不当的饮食习惯不断下降,最终引发可怕的恶性循环。**要提高随年龄增长而逐渐降低的代谢能力,**充分摄入代谢所必需的营养素**是关键。

理由 2

肥胖的根本原因是营养不良+能量摄入过多

"讨厌啦,会胖的!" 很多女性因为怕发胖,对富含蛋白质的肉类敬而远之,整天拿没有营养价值的粉丝汤和零能量果冻充饥。这样一来,就无法摄入代谢所必需的蛋白质、脂肪、维生素和矿物质等营养素了。

此外,面包、面条、零食、果汁这类富含碳水化合物的食物却没能引起她们的警惕。这种**"营养不足+能量摄入过多"的饮食习惯会降低代谢能力,让身体易胖难瘦。**

 胖姑娘的一大问题——不吃主食,却爱吃甜点。

胖姑娘必学：三大营养素的基础知识

简单总结一下就是：

- 三大营养素是指碳水化合物（糖类）、蛋白质和脂肪，它们都能转化为能量。

- 糖类是人体能量的主要来源。蛋白质和脂肪除了能为人体提供能量，还是生成各类代谢所需激素的原材料。

- 咖喱饭、意大利面这类糖类和脂肪的组合是快速催生赘肉的食物。

POINT 1　多余的糖类只能变成赘肉

蛋白质是肌肉的主要成分，而肌肉与代谢能力息息相关。脂肪不仅可以为人体提供能量，还是生成各类代谢所需激素的原材料。而身体内多余的糖类只能变成赘肉。

第1章 促进代谢、美容的饮食方法

三大营养素

三大营养素是指碳水化合物（糖类）、蛋白质和脂肪。其中，为身体活动提供能量的，主要是碳水化合物（糖类）和脂肪。

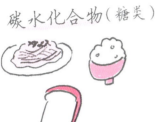

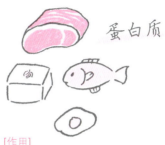

[作用]
碳水化合物是人类获取能量最经济和主要的来源。

[含量较多的食物]
米饭、面包、薯类、水果、杂粮。

[作用]
构成肌肉、皮肤、头发、内脏、血液、骨骼等人体组织。转化为能量的优先级较低。

[含量较多的食物]
肉、鱼、蛋、豆制品、乳制品。

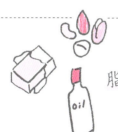

[作用]
除了为身体活动提供能量，还是生成各类代谢所需激素的原材料。

[含量较多的食物]
肉、鱼、蛋、油。

POINT 2　催生赘肉的糖类+脂肪
过量摄入的糖类会转化为脂肪。比糖类更糟糕的是咖喱饭、蛋包饭、意大利面这类最受女孩子青睐的"糖类+脂肪"组合的食物。要知道，这些都是快速催生赘肉的食物。

作者的一句话提醒
要想减肥成功，一定要先了解饮食与营养学的相关知识。

"燃烧脂肪"究竟是怎么回事?

简单总结一下就是:

- 能有效燃烧脂肪的是将脂肪转化为能量进行消耗的"脂肪代谢"。

- 摄入过多糖类,人体就会停止"脂肪代谢",转而开始进行"糖类代谢"。

- 想要促进"脂肪代谢",就要减少糖类的摄入,增加蛋白质与脂肪的摄入。

POINT 1 燃烧脂肪的脂肪代谢机制

在三大营养素中,糖类和脂肪是人体能量的主要来源。能燃烧脂肪的是将脂肪转化为能量的"脂肪代谢"。然而,摄入过多糖类后,身体会优先进行"糖类代谢",停止"脂肪代谢"。

第 1 章　促进代谢、美容的饮食方法

从糖类代谢到脂肪代谢

　　一般在空腹时，血糖值会不断下降。如果在这时摄入糖类，身体会进行糖类代谢来消耗这些进入体内的糖类。

　　如果在空腹时摄入蛋白质、脂肪、维生素和矿物质，身体就会开始进行脂肪代谢。

"肚子饿啦！"说着，便拿出饭团、面包或巧克力塞进嘴里。这可不行！身体会开始"糖类代谢"的！

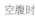
空腹时

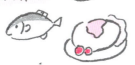

将果腹的食物替换为鸡蛋、肉类和鱼类等富含蛋白质的食物，我们的目标是促进脂肪代谢！

POINT 2　**促进脂肪代谢的食物**

想要促进脂肪代谢，就必须在减少糖类摄入的同时积极摄入蛋白质和脂肪。另外，特别要注意的是，如果在糖类代谢的同时摄入脂肪，这些脂肪会与糖类一起被转化为人体脂肪。

作者的一句话提醒

为了燃烧脂肪，必须要摄入脂肪。

只吃蔬菜无法提高代谢

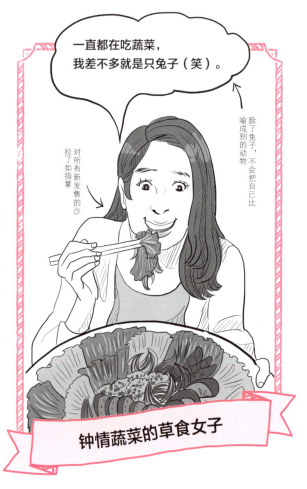

> 一直都在吃蔬菜,我差不多就是只兔子(笑)。

除了兔子,不会把自己比喻成别的动物

对所有新发售的沙拉了如指掌

钟情蔬菜的草食女子

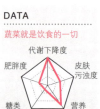

DATA

蔬菜就是饮食的一切

代谢下降度 / 肥胖度 / 皮肤污浊度 / 糖类依赖度 / 营养不良度

特 征

- 沙拉专营店的铁杆常客
- 坚持每天吃350 g蔬菜
- 坚决贯彻先蔬果后主食的减肥法

第 1 章 促进代谢、美容的饮食方法

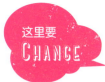

在健康饮食方面，肉类优先于蔬菜。
快变身为豪爽的"肉食女子"吧！

理由 1

通过蔬菜摄取维生素、矿物质——效率太低

如果仅靠沙拉和蔬菜汤果腹，放弃摄入肉类，会发生什么情况呢？这种方法在**短时间内也许可以减轻体重，却无法打造基础代谢率高、不易肥胖的身体**。蔬菜中所含的维生素和矿物质确实是新陈代谢中不可或缺的，但肉、鱼、鸡蛋等富含动物性蛋白质的食物中也含有这些物质，**我们没有理由只通过吃蔬菜来摄取这些物质。**

理由 2

蛋白质是新陈代谢的关键

蛋白质是人体组织的重要成分。**能量消耗占基础代谢两成的肌肉和三成的肝脏会大量消耗摄入的能量。**减少蛋白质摄入后，肌肉被不断分解，肝脏功能也会被削弱，最终形成不容易瘦的体质。**另外，在三大营养素中，蛋白质的食物热效应（由于摄取食物而引起能量消耗增加的现象）排名第一**，只要多摄入富含蛋白质的食物，就能加速燃脂。

 减肥的主角是肉类，蔬菜只能是配角。

打造美肌，
一靠蛋白质，二靠 ω-3

 简单总结一下就是：

- 蛋白质是构成皮肤、头发、指甲的原材料。

- ω-3是指DHA、EPA、α-亚麻酸等不饱和脂肪酸。

- ω-3脂肪酸具有抑制皮肤炎症、强化皮肤和黏膜机能的作用。

POINT 1 蛋白质不足是衰老和肌肤问题的元凶

蛋白质在人体内会被分解成氨基酸，成为构成肌肉、骨骼、内脏、血液、皮肤、毛发和指甲的重要物质。另外，在血液中搬运维生素与矿物质也是蛋白质的工作。蛋白质是打造美肌的关键营养素。

第 1 章　促进代谢、美容的饮食方法

富含蛋白质、ω-3 的食物

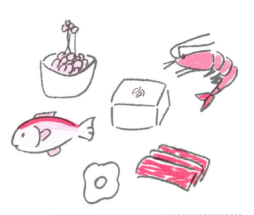

富含蛋白质的食物

肉、鱼、鸡蛋、豆制品和乳制品中含有丰富的蛋白质。

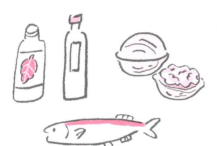

富含 ω-3 的食物

沙丁鱼、青花鱼等青背鱼，亚麻子油，紫苏油，核桃中含有丰富的ω-3。

➡ 最好能每天摄入这些食物！

POINT 2　具有抗炎症作用的ω-3

ω-3是指DHA、EPA、α-亚麻酸等脂肪酸。它具有降低血脂，抑制炎症，调节激素平衡等作用，能够预防痤疮，改善皮肤红肿、粗糙等问题，是当之无愧的美肌营养素。

作者的一句话提醒

人体无法自行生成ω-3，请通过饮食补充吧。

每天要吃两块手掌大的肉和鱼

 简单总结一下就是：

- 蛋白质摄入量的参考标准是每天每千克体重至少摄入1 g蛋白质。

- 肉类和鱼的每日摄入量最好在200 g（约为手掌大的两块）以上。在此基础上再摄入鸡蛋，外加纳豆、豆腐等两三种食物。

- 动物性蛋白质和植物性蛋白质的最佳摄入比例为7∶3。

POINT 1　优先摄入动物性蛋白质

优先摄入更容易被人体吸收的动物性蛋白质，再摄入植物性蛋白质作为补充，是最为理想的。膳食平衡的最佳比例是七成动物性蛋白质，三成植物性蛋白质。

第 1 章　促进代谢、美容的饮食方法

每天的摄入量大概有这么多！

蛋白质摄入量的参考标准是每天每千克体重至少摄入 1 g 蛋白质。在 100 g 的肉或鱼中，蛋白质含量约为 20 g。

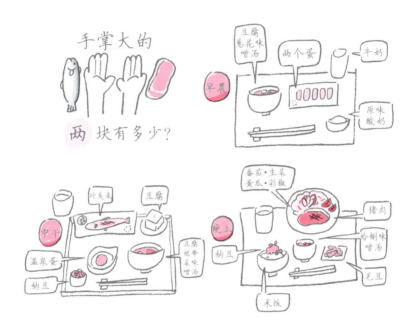

➡ **动物性蛋白质和植物性蛋白质的摄入比例应保持在 7 : 3。**

POINT 2　**以体重 50 kg 的成人为例，每日摄入蛋白质的下限是 50 g！**

如果希望提高基础代谢，就应该摄入更多蛋白质。即便摄入 100 g 也不为多。

每天至少摄入两块手掌大（200 g）的牛肉、猪肉、鸡肉或者鱼肉。200 g 牛肉中约含蛋白质 40 g。需要注意的是，肉和鱼的质量不等于它们所含蛋白质的质量。

意大利面、乌冬面——胖子的必点料理

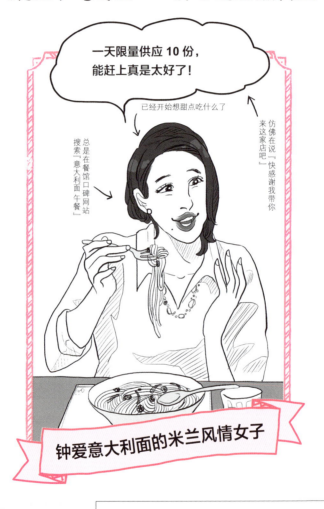

钟爱意大利面的米兰风情女子

DATA

比起菜肴本身,更在乎食物的时髦度

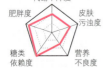

特 征

- 午餐或朋友聚会时总是选择意大利餐馆
- 认为"面食=健康食品"
- 很喜欢便利店的意大利面沙拉

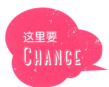 小麦 = 糖类集合体，
请下定决心少吃意大利面、乌冬面、拉面

理由 1

糖类的集合体——小麦是"肥胖食品之王"

意大利面、乌冬面、拉面等面食的原料**小麦，是快速提高血糖值、刺激肥胖激素—胰岛素大量分泌的高糖类食材之一**。特别是奶油意大利面，它主要由意大利面和白酱制成，糖类含量爆表，是减肥的人最该敬而远之的肥胖食品。同时，也要尽量避免吃以小麦为原料的面包、蛋糕、甜甜圈等零食甜点。

理由 2

小麦中含有的麸质能有效激发食欲

乌冬面的筋道和面包的软糯都源自小麦中含有的麸质。这是醇溶蛋白和谷蛋白相结合产生的物质。

一旦打开零食就会一口气吃完，根本停不下来。想必很多人都有过这样的经历吧。**这是因为麸质有通过刺激大脑产生快感来激发食欲的作用**。小麦制品会让人们如同上瘾一般摄入过量的食物。

 乌冬面＋饭团套餐、拉面＋米饭组合是"罪孽深重"的食物。

脸大的姑娘爱吃面包

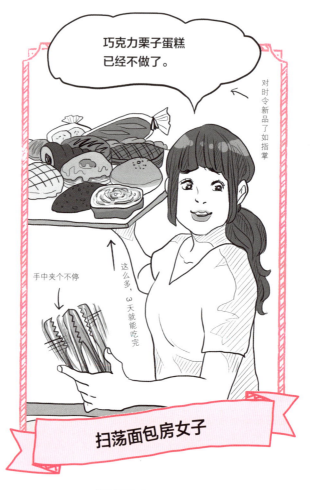

扫荡面包房女子

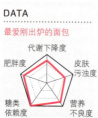

DATA
最爱刚出炉的面包

特征

- 在面包店买三四个面包是常态
- 常将点心面包当主食吃
- 脸部浮肿

第1章 促进代谢、美容的饮食方法

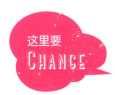

放下全是糖类和脂肪的面包，浮肿的大脸迅速清瘦

理由 1

面包中的糖类与体内的水分结合，形成银盘大脸

如果你每天脸肿得好像刚起床，那就该怀疑是不是糖类摄入过量了。**面包、米饭、面类、甜食中富含的糖类，不仅会被身体吸收变成脂肪，还会与体内的水分结合，引发浮肿。**

有很多人只是留意减少摄入以糖类为主的食物，排出了体内多余的水分，就直接减轻了2 kg，还有人原本浮肿的大脸迅速变成了清瘦小脸。这样的例子比比皆是。

理由 2

吃面包吃到饱后，很难再吃下其他食物

三明治配牛奶咖啡，再加一份蔬菜沙拉，营养绝对均衡。坚信上述观点的面包铁杆粉丝大有人在。

以面包为主食，相较于吃米饭定食，不只缺少蛋白质，维生素、矿物质等营养素也容易摄入不足。**此外，如果缺乏猪肉、鳗鱼和豆类中富含的维生素B_1，会加剧浮肿问题。**如果一定要让我选一款三明治，能提供蛋白质的鸡蛋三明治是我唯一的选择。

 要明白，面包还是少吃为妙！

如果你实在想吃面包，就选择硬面包吧

简单总结一下就是：

- 硬面包在进食时需要多次咀嚼，咀嚼次数增多可以帮助消化吸收，增强饱腹感。

- 进食时充分咀嚼，可以促进消化，减轻胃肠负担，提高饱腹感。

- 糖类含量、脂肪含量和能量都"爆表"的点心面包绝对要忌食。

POINT 1

唾液中的瘦身精华IGF-1

唾液中含有一种叫IGF-1的成分，这是一种在分子结构上与胰岛素类似的物质，能抑制血糖的上升，同时，这种成分还具有促进生长、降低血脂的作用。所以在进食时，充分咀嚼，促进唾液分泌非常重要。

唾液分泌与饱食中枢

咀嚼食物会刺激饱食中枢,分泌出抑制食欲和调节脂肪代谢的组胺。换句话说,组胺增多后,大脑就会感到"吃饱了"。

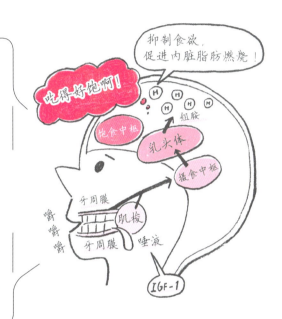

咀嚼时会大量分泌唾液。唾液中含有一种叫IGF-1的成分,它具有抑制血糖上升的作用。

➡ **吃饭时要注意充分咀嚼,分泌出大量唾液哦!**

POINT 2 点心、面包爱好者的减肥之路荆棘丛生
点心和面包的主要原料是小麦、黄油、人造奶油和植物性油脂等。如果你非要吃点心或面包这种糖类与脂肪的结合体,那千万记得少吃为妙。

作者的一句话提醒

点心、面包不能当主食,只能当零食。

最爱的米饭在减肥时怎么吃?

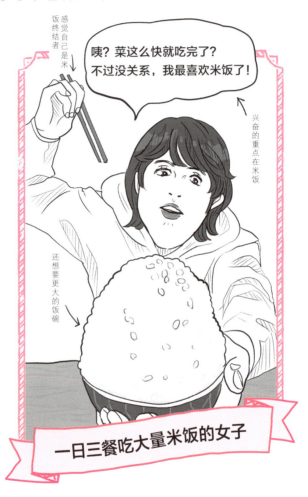

一日三餐吃大量米饭的女子

DATA
吃米饭吃到饱

（雷达图：代谢下降度、皮肤污浊度、营养不良度、糖类依赖度、肥胖度）

特 征

- 梦想是大口吃饭
- 自己做的便当下一层总是塞满白饭
- 自称正在进行"高碳水化合物减肥"

第 1 章 促进代谢、美容的饮食方法

想吃米饭的话,不要盛得太满,80 g 是上限

理由 1

与其强制减少碳水化合物的摄入,不如减少体重反弹的风险

米饭、面包、面类、甜味零食中富含的碳水化合物,摄入过量后会被转化成脂肪存在脂肪细胞中,是造成肥胖的元凶。

但是,对于那些"超爱米饭,根本停不了口"的女性来说,突然要求她们不吃米饭,毫无疑问会带来糟糕的后果。**如果一日三餐不吃米饭,进行过度的饮食限制,相信很多人都会无法忍受,最后一下子强势反弹。**"断米"也许在短时间内,确实让你减轻了体重,但从长远角度来看,它绝对不是值得推荐的减肥方法。

理由 2

将每餐摄入的碳水化合物控制在 20 g 左右

每次吃米饭,身体都会分泌胰岛素。但我们并非毫无对策,可以通过减少米饭的摄入量,来降低胰岛素过量分泌的风险。

米饭摄入的标准,**是一餐 80 g**。这相当于浅浅一碗米饭或一个拳头大小的量。80 g 米饭中约含碳水化合物 20 g。

请细嚼慢咽,好好品尝。

 糙米、杂粮与大米一样,吃多了都会变成赘肉。

"肥胖激素"胰岛素的作用

简单总结一下就是：

- 当我们摄入糖类，血糖升高时，胰脏会分泌胰岛素以降低血糖。

- 因胰岛素而降低的血糖，会被转化为身体活动的能量并储存在肝脏与肌肉中。

- 还有血糖剩余时，这些血糖会被储藏进脂肪细胞中，转化为脂肪。这就是胰岛素被称为"肥胖激素"的原因。

POINT 1　负责调节血糖水平的胰岛素

我们通过饮食摄入的糖类被小肠吸收后会转化为血糖（血液中的葡萄糖），被血液运送到全身。在糖类刚被吸收时，血液中的葡萄糖增加，血糖值飙升。胰岛素的作用，就是在这时调节血糖，保证血糖值维持在一定水平。

第 1 章 促进代谢、美容的饮食方法

胰岛素的作用

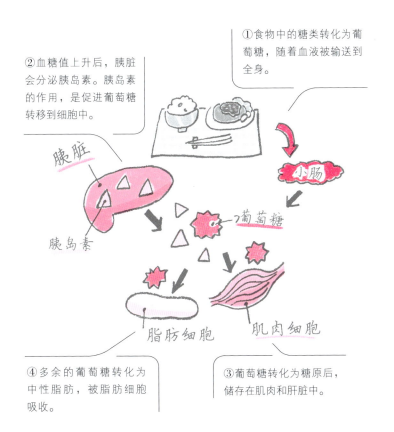

① 食物中的糖类转化为葡萄糖，随着血液被输送到全身。

② 血糖值上升后，胰脏会分泌胰岛素。胰岛素的作用，是促进葡萄糖转移到细胞中。

③ 葡萄糖转化为糖原后，储存在肌肉和肝脏中。

④ 多余的葡萄糖转化为中性脂肪，被脂肪细胞吸收。

POINT 2　多余的糖类将转化为脂肪细胞储存起来

血糖会优先储存到肝脏和肌肉中，但平时活动量和运动量较小的人能储存的血糖也较少。多余的血糖便会转而存入脂肪细胞中。因此，摄入过多糖类，就相当于在肥胖之路上撒腿狂奔。

作者的一句话提醒

过量摄入的糖类，将转化为脂肪。

流行的高碳水化合物减肥法大剖析

简单总结一下就是：

- 高碳水化合物减肥法是指每餐吃180 g米饭，配以味噌汤和少量小菜。

- 这种减肥方法成本较低，其好处是能改善便秘，增加咀嚼次数，容易获得饱腹感。

- 饮食以米饭+配菜为主，糟糕的饮食习惯得到了改善。

POINT 1　高碳水化合物减肥法是什么？

高碳水化合物减肥法是指每餐吃180 g米饭，配以味噌汤和少量小菜。米饭含有丰富的水分和膳食纤维。多吃米饭的好处是可以改善便秘，增加咀嚼次数，容易获得饱腹感。另外，与以摄入蛋白质为主的减肥方法相比，这种减肥法的成本也比较低。

第1章 促进代谢、美容的饮食方法

高碳水化合物减肥法

高碳水化合物减肥法即每餐吃大量米饭，配以味噌汤和少量小菜的减肥法。让我们来分析一下这种减肥方法的优缺点吧。

优点

NG! 缺点

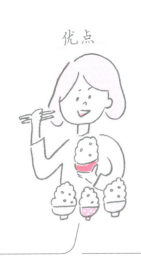
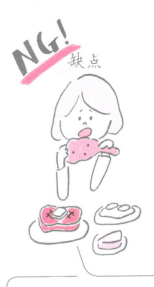

这种方法对喜爱米饭的人来说非常具有吸引力。米饭含有丰富的水分和膳食纤维。这种减肥法能改善便秘，增加咀嚼次数，容易让人获得饱腹感。

要摄入很多碳水化合物（糖类），就必须减少脂肪的摄入。不仅要少吃油炸食品和炒菜，还需要控制鸡蛋、肉类等富含动物性蛋白质的食物的摄入量，所以食物的种类将受到很大的限制。

POINT 2　不能说是因为吃米饭而变瘦
我认为通过这种减肥方法瘦下来，并不是因为吃了米饭。而是因为将之前不良的饮食习惯改成以米饭为主的饮食后，摄入其他食物的机会也减少了。

作者的一句话提醒

如果这种以米饭为核心的饮食能改善你的饮食习惯，就值得一试。

蔬果昔其实是糖水

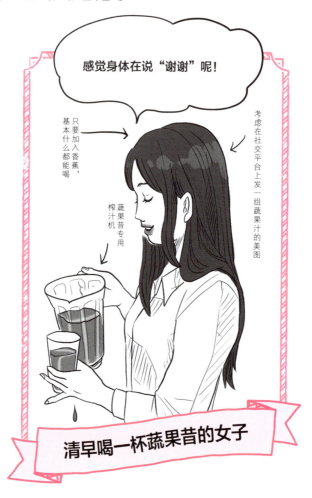

清早喝一杯蔬果昔的女子

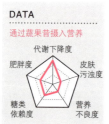

DATA
通过蔬果昔摄入营养

特 征

- 喜欢的词语是"排毒"
- 已经尝试过Juice Cleanse减肥法
- 菜叶比较苦,所以会在蔬果昔中放大量香蕉

第 1 章　促进代谢、美容的饮食方法

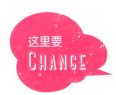

蔬果昔已经过时了，真正的美肌丽人都喝蛋白粉

理由 1

几片菜叶＋一堆水果的蔬果昔并不一定能帮助减肥

听说有很多女性在早上用蔬果昔作为代餐。如果是只放了蔬菜、有浓郁青草味的蔬果汁，其糖类含量低又富含膳食纤维、维生素和矿物质，确实能帮助减肥。然而，为了改善口感，大家往往会加入很多**富含糖类的水果**。

一根香蕉约含20 g的糖类，相当于半碗米饭。

理由 2

高效率蛋白质摄取法——吃蛋白粉

如果你真的渴望纤体和改善肌肤状况，**与糖类含量极高的蔬果昔相比，喝一杯以蛋白质为主要成分的蛋白粉会更有效。**

过去，人们总觉得蛋白粉是健美选手专用的长肌肉食品，现在，我身边的美肌丽人们都已经从蔬果昔"毕业"，投入了蛋白粉的怀抱。**只需每天食用一杯蛋白粉，就能有效改善蛋白质摄入不足的问题。**

 讨厌青汁，喜欢蔬果昔……这话完全是自相矛盾。

蛋白粉的选购原则

简单总结一下就是:

- 蛋白粉是营养补充剂,并不是"吃了就会瘦"。

- 查看包装背面的成分表,挑选蛋白质含量高的产品。

- 喝得勉强不如喝得舒心,可以尽量挑选美味的产品。

POINT 1　蛋白质含量最关键

针对女性的蛋白粉产品中常常会加入胶原蛋白、铁和维生素C等。有的产品在添加了很多其他成分后,最关键的蛋白质含量反而有所下降。大家在选购蛋白粉时,一定要看清蛋白质含量,只要两勺蛋白粉(约30 g)中,含有约20 g的蛋白质就没问题。

蛋白粉的挑选方法

吃蛋白粉的主要目的是摄入蛋白质,所以我希望大家能选购蛋白质含量高的产品。蛋白粉中铁、维生素等其他营养素加得越多,蛋白质的含量就越低。如果你想补充除蛋白质以外的营养素,可以调整饮食和摄入其他营养补充剂。这样才能让蛋白粉喝得更有效果。

专门补充蛋白质的蛋白粉
蛋白质含量达到97.6%

[每一份(25 g)的营养价值]
能量:96 kcal / 蛋白质:23.3 g / 脂肪:0.1 g / 碳水化合物:0.1 g / 钠:139 mg(相当于0.4 g食盐中钠的含量)

针对女性、添加各类营养素的蛋白粉
含有铁和维生素C

[每一份(25 g)的营养价值]
能量:90 kcal / 蛋白质:15.1 g / 脂肪:1.4 g / 碳水化合物:4.3 g / 钠:56 mg(相当于0.16 g食盐中钠的含量)/ 维生素C:200 mg / 铁:10 mg

POINT 2 **坚持才是关键!要重视口感**
市面上有很多蛋白粉产品,虽说各种功效也很重要,但吃蛋白粉最关键的还是摄入蛋白质。与其喝得勉强,难以坚持,还不如挑选能够坚持饮用的美味产品,尝试各种口味。

作者的一句话提醒

喝了蛋白粉会全身长满肌肉?没这回事啦。

"即食甜麦圈 = 美容食物"是令人尴尬的误解

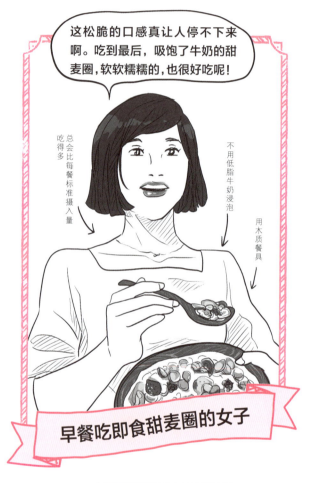

这松脆的口感真让人停不下来啊。吃到最后,吸饱了牛奶的甜麦圈,软软糯糯的,也很好吃呢!

总会比每餐标准摄入量吃得多

不用低脂牛奶浸泡

用木质餐具

早餐吃即食甜麦圈的女子

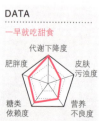

DATA
———一早就吃甜食———
代谢下降度 / 皮肤污浊度 / 营养不良度 / 糖类依赖度 / 肥胖度

特 征

● 早餐是水果+即食甜麦圈

● 肯定会在泡甜麦圈时加蜂蜜或枫糖浆

● 频繁出没于即食甜麦圈专卖店

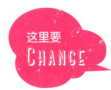 **即食甜麦圈是美味的甜食，一早就吃甜食怎么可能会瘦**

理由 1

全是植物性油脂和糖类的伪健康食品

早餐吃即食甜麦圈的你，是不是觉得只要吃了甜麦圈，就能健康美丽呢？如果仔细审视即食甜麦圈的制作方法和成分，你就会发现，**这是一种与减肥和美容风马牛不相及的食物。**

制作即食甜麦圈时，要加入植物油，烤出松脆的口感，再用蜂蜜、枫糖浆和白糖调味。即食甜麦圈的高营养价值，全靠里面加入的坚果。想要补充营养，吃点混合坚果就足够了。

理由 2

最糟糕的是比新鲜水果更容易让人发胖的水果干

即食甜麦圈中的水果干也是危险分子。**水果干是由新鲜水果晾晒脱水后做成的，比水果更美味，也浓缩了更多的糖类。** 如果你觉得每天早上吃即食甜麦圈改善了便秘，不想换食谱，**那我建议你挑选含糖量少的产品或只有麦圈和坚果的产品。** 请你记住"**即食甜麦圈=甜点**"。

 即食甜麦圈的营养基本来源于坚果。

巴西莓真的是超级食品吗?

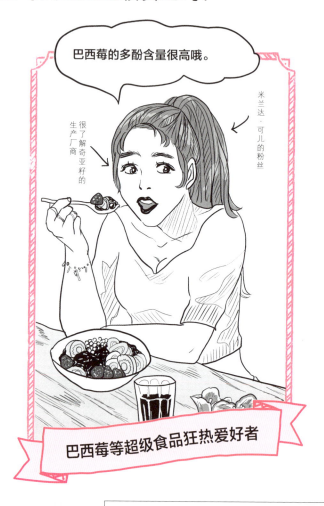

特 征

- 看到标明超级食品的食材就两眼发光
- 并不清楚巴西莓的成分
- 喜欢的词语是"有机生活"

DATA
见到新事物就忍不住想尝试

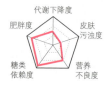

代谢下降度
肥胖度
皮肤污浊度
糖类依赖度
营养不良度

第1章 促进代谢、美容的饮食方法

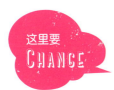

巴西莓杯、巴西莓果汁，关注巴西莓的加工程度

理由 1

含有大量糖类的巴西莓杯，将巴西莓的抗氧化作用抵消得一干二净

巴西莓被誉为"亚马孙孕育出的超级食品"，**是一种富含多酚类物质，具有抗氧化作用的优质食品。**

时下大热的巴西莓杯中使用到的巴西莓浓缩汁，原本应该是没有味道的。可餐馆制作巴西莓杯时，在浓缩汁里加入了大量的即食甜麦圈、水果、蜂蜜等食材，使其味道和口感更为丰富。巴西莓杯中含有的大量糖类，几乎抵消了食材本身的抗氧化作用。

理由 2

不含巴西莓成分的市售巴西莓汁

因为巴西莓热潮，巴西莓汁开始现身于便利店中。可仔细查看这些果汁的原材料表却会发现，有些果汁中添加的葡萄汁、菠萝汁的含量远远超过巴西莓汁，而有些果汁索性就是用蓝莓汁和白糖勾兑而成的。

巴西莓本身没有甜味，几乎不含糖类。但在加工过程中，很多巴西莓汁变成了没有营养的甜果汁。

 不要盲目追赶潮流。

超级食品到底有多"超级"?

简单总结一下就是:

- 超级食品确实有益身体健康,但几乎没有什么营养素是只能通过摄入超级食品补充的。

- 一般广告中标榜的"超级食品"性价比都很低。

- 鸡蛋、动物肝脏、发酵大豆、鲭鱼、杏仁、牛油果、奶酪就是我们身边常见的超级食品。

POINT 1 **超级食品的性价比很低**
超级食品是指含有大量营养成分的食品。这类食品确实有益身体健康,但几乎没有什么营养素是只能通过摄入超级食品来补充的。而且大多数超级食品性价比低,味道也不好。仔细想想,其实真的没有必要非得吃超级食品。

第1章 促进代谢、美容的饮食方法

超级食品就在身边！

一般人们说的"超级食品"是指巴西莓和奇亚籽这类食物。它们确实营养丰富，有益身体健康。不过，我们身边其实已经有很多物美价廉的超级食品了。

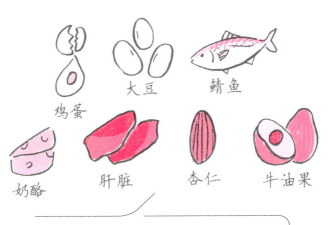

✦ 这些都是超级食品

鸡蛋　大豆　鲭鱼　奶酪　肝脏　杏仁　牛油果

这些食物可以很方便地在超市和便利店买到，价格也比较便宜。

POINT 2　**鸡蛋、动物肝脏是我们身边的超级食品**
不用花高价格去买广告里的"超级食品"，高营养价值的食物就在我们身边。其代表食材是被誉为"全营养食品"的鸡蛋和富含维生素、矿物质的动物肝脏。另外，纳豆、味噌这类发酵食物，鲭鱼、杏仁、牛油果、奶酪也值得推荐。

作者的一句话提醒

"超级食品"只是名字听起来比较酷炫而已。

喝酵素饮料能补充酵素吗？

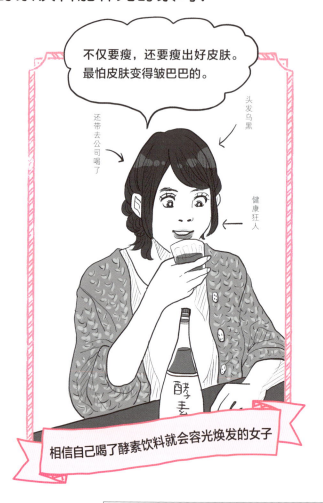

> 不仅要瘦，还要瘦出好皮肤。最怕皮肤变得皱巴巴的。

还带去公司喝了

头发乌黑

健康狂人

相信自己喝了酵素饮料就会容光焕发的女子

DATA

记不住营养素的名字

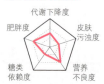

代谢下降度 / 皮肤污浊度 / 营养不良度 / 糖类依赖度 / 肥胖度

特 征

- 几乎尝遍各种酵素果汁和酵素营养品
- 忘记喝酵素饮料就会觉得浑身乏力
- 其实不太明白什么是酵素

第1章 促进代谢、美容的饮食方法

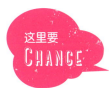

酵素饮料并不等于酵素，
喝再多也不会瘦

理由 1

没有证据表明喝酵素能瘦身

不知时下的酵素热会持续到什么时候。其实酵素就是酶，是我们生命活动中必不可少的一种物质。人体缺少酶会导致代谢下降，这种看法并没有错。

酶主要分"体内酶"和"食物酶"两大类，市面上销售的酵素饮料中含有的成分是后者。然而，**没有任何证据表明，补充食物酶能增加体内酶的数量或活性。**

理由 2

加热至60℃以上，酵素完全失活

酵素饮料的忠实消费者们，我要告诉你们一个坏消息。依据日本的食品卫生法，上市销售的饮料必须接受80℃以上的杀菌加热。然而，营养学普遍认为，**酵素一旦超过40℃就开始失去活性，超过60℃就会完全失去活性。**

这样看来，就算酵素饮料确实是由酵素制成，出厂前也已经因杀菌加热而使酵素失去活性了……

 不要被酵素商业热潮骗了。

从蔬果昔中获得的自我满足感

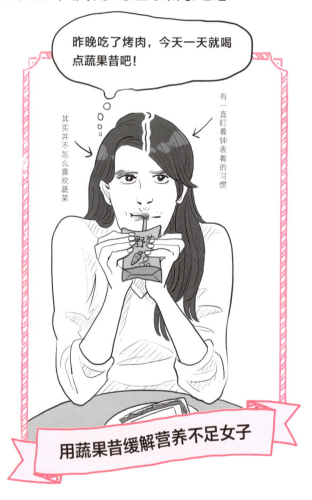

昨晚吃了烤肉,今天一天就喝点蔬果昔吧!

其实并不怎么喜欢蔬菜

有一直盯着钟表看的习惯

用蔬果昔缓解营养不足女子

DATA

讨厌各种新鲜蔬菜

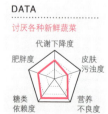

代谢下降度 / 皮肤污浊度 / 营养不良度 / 糖类依赖度 / 肥胖度

特 征

- 通过蔬果昔补充维生素、矿物质
- 不喜欢吃蔬菜,饮食不规律,一个人住
- 前一天暴饮暴食,第二天就靠喝蔬果昔弥补

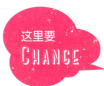 早上别喝蔬果昔，
改成"豆芝藻菜鱼菇薯"味噌汤吧

理由 1

"豆芝藻菜鱼菇薯"在营养价值和饱腹感上完胜蔬果昔

有不少女性为了营养均衡而制作或购买含糖量高的蔬果昔。这种蔬果昔的口感较好，很容易喝过量，这样不仅会**加快糖类的吸收，还会因为不用咀嚼而降低饮食的满足感。**

如果有时间做蔬果昔，不如用日本自古以来流传的健康食材"豆芝藻菜鱼菇薯"做一道美味的味增汤吧。花费相同的时间却能收获几倍的营养素哦。

理由 2

"豆芝藻菜鱼菇薯"是低能量且营养丰富的美味食材

"豆芝藻菜鱼菇薯"是低能量且能促进代谢的营养十分丰富的食物。**"豆芝藻菜鱼菇薯"具体指豆类、种子类（如芝麻）、海藻类（如裙带菜）、深色蔬菜、鱼类、菌菇类和薯类。**

豆类和鱼类能提供蛋白质，种子类含有优质油脂，海藻类富含维生素、矿物质和水溶性膳食纤维，菌菇类也富含水溶性膳食纤维，而薯类则含有大量膳食纤维。

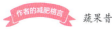 蔬果昔不能代替蔬菜。

"豆芝藻菜鱼菇薯" 巧摄入

 简单总结一下就是:

- 这些食材不仅能量低,还能促进代谢,营养十分丰富。

- 但要明确的是,饮食上还是要优先摄入肉、鱼和鸡蛋。

- 为了瘦身在饮食中大幅提高"菜"(深色蔬菜)的比例是绝对不可取的。

POINT 1 **摄入"豆芝藻菜鱼菇薯"的同时,别忘了肉、鱼和鸡蛋**
"豆芝藻菜鱼菇薯"能促进代谢,还能丰富饮食,我们可以积极摄入这些食材。但是千万别忘了,提高代谢的主力是肉、鱼和鸡蛋。

第 1 章 促进代谢、美容的饮食方法

"豆芝藻菜鱼菇薯"是指？

"豆芝藻菜鱼菇薯"是低能量且能促进代谢的营养十分丰富的食物。我们应该积极摄入这些食物，减少饮食中糖类和加工食品的比例。

豆	豆制品	味噌、纳豆、豆腐、大豆、小豆、豆腐皮、豆奶等
芝	种子类	芝麻、坚果等
藻	海藻	裙带菜、羊栖菜、海带、海蕴、海苔等
菜	蔬菜	蔬菜类，应主要摄入深色蔬菜，而不是浅色蔬菜
鱼	鱼类	富含 EPA 和 DHA 的鲭鱼等
菇	菌菇	香菇、平菇、杏鲍菇、木耳、金针菇等
薯	薯类	芋头、番薯、山药等

POINT 2　优先摄入"藻菜菇"并不能提高代谢哦

海藻、蔬菜、菌菇含有维生素、矿物质等营养素，但不能因为它们能量低，就将它们作为主食。只吃这些，可能会使体重在短时间内下降，但无法提高代谢。

作者的一句话提醒

将"豆芝藻菜鱼菇薯"作为主食可不对哦。

零能量饮料的陷阱

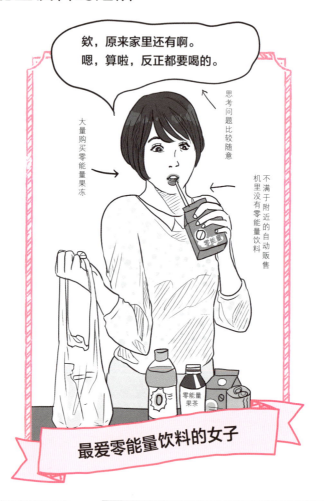

欸，原来家里还有啊。嗯，算啦，反正都要喝的。

大量购买零能量果冻

思考问题比较随意

不满于附近的自动贩售机里没有零能量饮料

最爱零能量饮料的女子

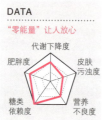

DATA
"零能量"让人放心

代谢下降度 / 皮肤污浊度 / 营养不良度 / 糖类依赖度 / 肥胖度

特 征

- 喜欢的词是"零""不含""无"
- 相信"零能量"就不会胖
- 无法摆脱糖类依赖

第 1 章　促进代谢、美容的饮食方法

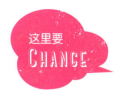

零能量饮料也有造成肥胖的风险，请拒绝零能量饮料

理由 1

明明写着"零能量"却有能量？零能量标示的真相

不少饮料的包装都上印着"零能量""不含能量""无能量"这类宣传语，让人忍不住伸手购买。

事实上，**包装上标着"零能量"，不一定就真的不含能量**。其实，这种标示适用于**每100 ml能量在5 kcal以内**的商品。也就是说，一瓶500毫升、标示为零能量的饮料最高可能含有24 kcal的能量。

理由 2

如果长期喝零能量饮料就不可能摆脱糖类依赖

便利店的货架上摆满了零能量饮料，这些饮料明明有甜味，却没什么能量，不会让血糖值上升，乍看之下似乎是减肥人士的救星。

然而，长期因想吃甜食而喝这种饮料，**本身就是无法摆脱糖类依赖的证明**。喝这种饮料不过是找了个折中的办法，勉强缓解对糖类的强烈欲望罢了。

　零能量饮料对减肥没有帮助。

食品包装上的能量表要这样看!

↘ 简单总结一下就是:

- 食物的总能量是由三大营养素(碳水化合物、蛋白质、脂肪)的能量决定的。

- 两种食物即便所含能量相同,只要三大营养素的含量不同,容易引发肥胖的程度就会不同。

- 最好仔细查看食物的碳水化合物、蛋白质、脂肪的含量。

POINT 1 食品总能量的计算方法

通常,1 g碳水化合物的能量是4 kcal,1 g蛋白质的能量也是4 kcal,而1 g脂肪的能量则是9 kcal。根据这一标准,可以算出食物的总能量。能量都为200 kcal的不同食物,其所含的三大营养素哪一种含量较高,决定了这种食物是否更容易转化为脂肪。

第 1 章 促进代谢、美容的饮食方法

总能量的计算方法

以土豆烧肉为例,来看看总能量要如何计算吧。

[材料(4人份)]

土豆 4大个　　　　魔芋丝 1份　　　　清酒 2大勺
洋葱 1大个　　　　色拉油 三大勺　　　料酒 2大勺
牛肉(薄片) 200 g　砂糖 三大勺　　　　酱油 4大勺半

1 称取食材的重量
除掉外皮、肉筋等的重量

土豆 360 g　　　　　　　砂糖 27 g
洋葱 280 g　　　　　　　清酒 30 g
牛肉(薄片) 200 g　　　　料酒 36 g
魔芋丝(控水后) 200 g　　酱油 81 g
色拉油 36 g

2 根据营养成分表的数据计算营养成分
数据来源:http://fooddb.mext.go.jp/

[以土豆为例]

能量 76 kcal×360÷100 ≈ 274 kcal　　碳水化合物 17.6 g×360÷100 ≈ 63.4 g
蛋白质 1.6 g×360÷100 ≈ 5.8 g　　　 钠 1 mg×360÷100 ≈ 3.6 mg
脂肪 0.1 g×360÷100 ≈ 0.4 g

3 按照上述方法计算全部食材的营养成分,然后求得一人份食物的能量值
按照2的方法对全部食材的能量进行计算,求得总能量

[一人份土豆烧肉的总能量及营养成分含量]

能量 380 kcal　　　脂肪 19.0 g　　　　钠 1190.1 mg
蛋白质 12.3 g　　　碳水化合物 36.7 g

POINT 2 只要仔细查看碳水化合物和脂肪的数值就行

在查看能量的同时,也要查看三大营养素的构成比例。你还可以更进一步仔细分辨所含碳水化合物具体是葡萄糖还是果糖,所含脂肪中哪一种脂肪的含量比较多。这样分析比较后,你就能了解食物有没有"食用价值"了。

作者的一句话提醒

不仅要看能量,还要看三大营养素的详细含量。

045

人工甜味剂是什么？

 简单总结一下就是：

- 人工甜味剂是一种人工合成的食品添加剂，被当作砂糖的替代品。

- 一般来说，人工甜味剂不产生能量，不会引发血糖值的上升。

- 长期食用含人工甜味剂的食物，反而可能发胖。

 人工甜味剂常用于加工食品
阿斯巴甜和安赛蜜是人工甜味剂的代表，它们不仅被用在饮料加工中，还被广泛用于酒类、零食、调味料等食品加工中。人工甜味剂的甜度是砂糖的上百倍，制造成本又非常低，是当代加工食品生产中常见的食品添加剂。

甜味剂的种类

食品加工中使用的甜味剂主要有以下几种。

	名称	甜度	常添加的食品	特点
人工甜味剂	阿斯巴甜	约为砂糖甜度的 200 倍	减肥食品、饮料、零食等	由L-天冬氨酸和L-苯丙氨酸结合而成。有的成分表中会写作"L-苯丙氨酸化合物"。
	安赛蜜	约为砂糖甜度的 200 倍	代糖食品、饮料、零食、腌菜、酱菜等	因为它在人体内无法代谢,所以常用作零能量饮料的甜味剂;易溶于水,是很早被发现的甜味剂。常与阿斯巴甜、三氯蔗糖和甜菊糖等组合使用。
	三氯蔗糖	约为砂糖甜度的 600 倍	饮料、零食、乳制品、甜点、酱菜、调味品	以砂糖为原料制造而成的零能量甜味剂。易溶于水,又具有耐热性,因此被广泛运用于食品加工中。
	糖精(糖精钠)	约为砂糖甜度的 500 倍	酱菜、冲泡饮料、鱼类加工制品、酱油、罐头	甜度强烈,稀释后依然能长时间留下比较强的甜味。糖精不易溶于水,但糖精钠易溶于水。
天然甜味剂	木糖醇	与蔗糖甜度基本相同	健齿口香糖、糖果、果酱、烤制零食等	易溶于水,适用于加热等食品加工条件,用途十分广泛。不会引发蛀牙,反而可以坚固牙齿,用于制作健齿口香糖等保健食品。
	甜叶菊	约为砂糖甜度的 250~300 倍	减肥食品、饮料、零食等	甜味与砂糖相近,是将菊科植物甜叶菊的叶子制成粉后提取得到的。
	麦芽糖醇	约为砂糖甜度的 80%	口香糖、糖果、巧克力等	由麦芽糖还原生成,是一种糖醇。甜味与砂糖相近,作为低能量甜味剂被用于零食和饮料生产中。

POINT 2　人工甜味剂破坏人体的肠道环境

摄入过多人工甜味剂,会改变肠道菌群结构,破坏激素平衡,影响代谢,导致肥胖。也有可能会导致葡萄糖不耐受,增加血糖升高和患慢性疾病的风险。

作者的一句话提醒

相较于人工甜味剂,天然甜味剂更好。

只吃水果无法打造美肌

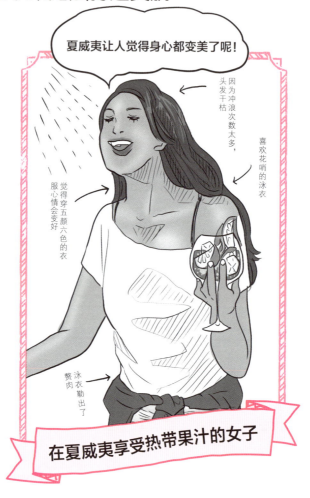

在夏威夷享受热带果汁的女子

- 夏威夷让人觉得身心都变美了呢！
- 因为冲浪次数太多，头发干枯
- 喜欢花哨的泳衣
- 觉得穿五颜六色的衣服心情会变好
- 泳衣勒出了赘肉

DATA
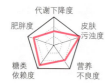

为了美肌摄入维生素

（代谢下降度／皮肤污浊度／营养不良度／糖类依赖度／肥胖度）

特 征

- 受到橙子和紫外线的双重夹击
- 没少涂防晒霜，可还是晒了一脸斑
- 早餐至少要吃3种水果

第 1 章　促进代谢、美容的饮食方法

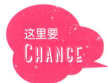

为了美肌而吃水果？
赶紧住手！

理由 1

为了补充维生素C吃大量水果——大错特错

从减肥和美容的角度看，一早吃大量甜味水果反而会适得其反。

水果富含以维生素C为代表的各种维生素和矿物质，但**水果也含有大量果糖等糖类，这些物质可能会造成肌肤问题**。如果你想补充维生素，可以吃一些深色蔬菜。如果希望更有效率地补充维生素，可以直接吃一些维生素片。

理由 2

柑橘类水果中富含的补骨脂素让你变成小花脸

橙子、葡萄柚这些柑橘类水果中，含有较多的补骨脂素。**摄入这种物质，会增加对紫外线的敏感度，刺激黑色素，让皮肤更容易长雀斑。**很多美黑沙龙都会在美黑前特别提醒，"在美黑前，请勿饮用橙汁等柑橘类果汁。"

那些去夏威夷满心欢喜地喝柑橘类热带果汁的女孩子们，简直就是刻意为自己制造了一个"斑点假期"。

 以为吃水果就可以美容，完全错误！

早上吃的水果根本不是"黄金"!

简单总结一下就是:

- 水果中富含果糖,如果大量摄取,可能会生成老化物质AGEs,加速衰老。

- 水果中不仅含有果糖,还富含葡萄糖,会提高血糖值、促进胰岛素的分泌。

- 如果实在想吃水果,可以选择含糖量较少的牛油果或蓝莓等水果。

大量摄取果糖会产生老化物质AGEs

水果中富含的糖类主要有果糖和葡萄糖。果糖虽然不会提高血糖值,但会转化为中性脂肪被储藏在肝脏中。另外,果糖还会生成一种叫AGEs(糖基化终末产物)的老化物质。这种物质不仅会引发色斑、细纹等皮肤问题,还会加速细胞老化。

第 1 章 促进代谢、美容的饮食方法

富含补骨脂素的食物

补骨脂素是植物中含有的光敏成分。这种成分不仅会促进紫外线的吸收,增加雀斑等色素沉淀的风险,还是皮肤瘙痒和炎症的罪魁祸首。

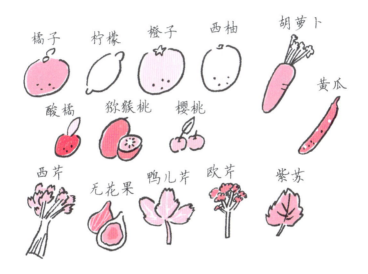

➡ **本以为可以美容养颜的食物,竟然都含有补骨脂素。**

POINT 2 **营养价值高糖类含量少的牛油果**
在水果中,几乎不含糖类物质的牛油果要另当别论。牛油果富含维生素 E 和 ω-9 等营养素。如果实在想吃口感和味道更丰富的水果,不妨选择糖类含量较少的蓝莓和覆盆子等水果。

作者的一句话提醒

在莓类水果中,草莓含糖较多,要特别注意。

不通过盐摄取矿物质就亏大了

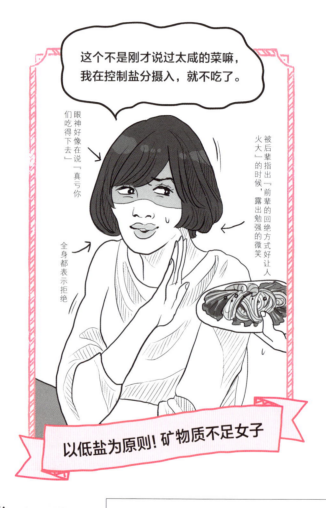

这个不是刚才说过太咸的菜嘛，我在控制盐分摄入，就不吃了。

眼神好像在说「真亏你们吃得下去」

被后辈指出「前辈的回绝方式好让人火大」的时候，露出勉强的微笑

全身都表示拒绝

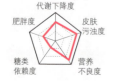

以低盐为原则！矿物质不足女子

DATA

一心认定盐是健康的敌人

（雷达图：代谢下降度、皮肤污浊度、营养不良度、糖类依赖度、肥胖度）

特 征

- 惧怕盐分的过量摄入
- 口头禅是"食材原本的味道"
- 厨房里全是低盐调味料

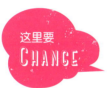

随身携带自己的专用盐！
推荐"Nuchima-su"和"宗谷盐"

理由 1

吃海盐可以轻松摄入促进代谢的镁

海盐中含有镁元素，**它不仅能促进代谢，还有助于稳定血糖值。**以肉类和鸡蛋为中心的饮食很容易造成镁元素的缺乏，我们可以借助调味料的力量积极进行补充。我平时随身携带自己的专用盐，在外吃饭时会要求店家**减少调味料，并用我的专用盐进行调味。**

另外，海藻、坚果和大豆等食物也富含镁元素。

理由 2

镁元素的含量相差悬殊！选海盐就选这两款

在海盐中，我特别推荐冲绳产的"Nuchima-su"和北海道产的"宗谷盐"。**每100 g的"Nuchima-su"中的镁含量高达3000 mg**，与普通海盐有着天壤之别（每100 g普通海盐中只有不到1000 mg的镁，而食盐则不含镁）。只要吃1 g，就能补充30 mg的镁。

另外，**镁元素可以经皮肤吸收，**在泡澡水中加入硫酸镁或盐卤也有助于补充镁元素哦。

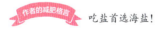 吃盐首选海盐！

体寒、贫血女子一辈子都瘦不下来

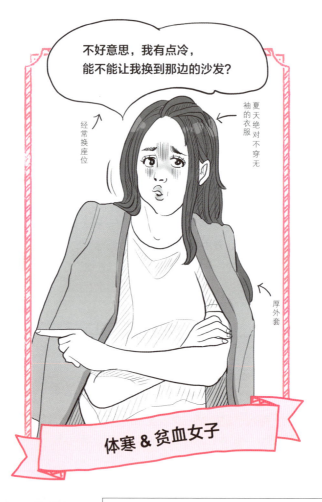

体寒 & 贫血女子

DATA

夏天也手脚冰凉

特征

- 夏天也用保温瓶带姜茶
- 起身时,常常会因为眩晕而动弹不得
- 身板看起来厚实,可就是体弱多病

第1章 促进代谢、美容的饮食方法

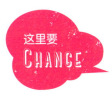

积极摄入蛋白质 & 铁,改善血液循环,补铁绝对推荐动物性食品

理由 1

体温下降1℃,代谢会下降13%~14%

一般认为,人的体温下降1℃,基础代谢会下降13%~14%。也就是说,**体温35℃和36℃的女性,在摄入同等能量的情况下,消耗的能量会有较大的差距。**

另外,进食本身就会让人体自动生热(P009 食物热效应)。产生能量=消耗能量,**所以进行低能量减肥自然会造成体温下降。**

理由 2

用富含血红素铁的肝脏和红肉预防贫血

要缓解体寒,就需要改善血液循环。为此,需要大量的血红蛋白,而生成血红蛋白的主要原材料就是**铁与蛋白质。**

补铁时,相较于羊栖菜、菠菜和大豆等植物性食品中含有的"非血红素铁",肝脏和红肉等动物性食品中富含的"血红素铁"更容易被身体吸收,非常推荐大家食用。

 不注意补铁的话,很容易摄入不足。

不吃优质脂肪谈何提高代谢

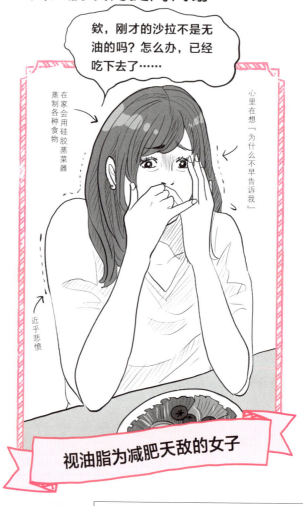

视油脂为减肥天敌的女子

DATA

彻底禁油

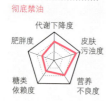

特 征

- 至今信奉曾经流行的"断油减肥法"
- 会把菜里的肥肉全部丢掉
- 因为油脂摄入不足,皮肤干燥,满是细纹

积极补充"瘦身油脂"ω-3

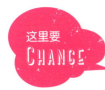

理由 1

鲭鱼、亚麻子油中含有的 ω-3 有助于提高代谢

代谢需要各种激素的支持,而激素的原材料之一就是脂肪。脂肪酸大致可以分为饱和脂肪酸和不饱和脂肪酸。一般在常温下会凝固的就是饱和脂肪酸含量高的油脂。

不饱和脂肪酸主要分为 ω-3、ω-6、ω-9 等系列。其中,能够促进代谢的是人们容易摄入不足的 ω-3。**以鲭鱼为代表的鱼类、核桃、亚麻子油等富含 ω-3。**

理由 2

反式脂肪酸是让人肥胖的恶魔

用于制作油炸食品的沙拉油、大豆油、玉米油等含有大量 ω-6,摄入过量的 ω-6 可能会给人体带来危害。比过量的 ω-6 危害更大的,是加工食品中大量使用的人造奶油、起酥油等原料中含有的反式脂肪酸,它会对人体造成很大的损害。

 虽然 ω-6 系列的亚油酸是人体必需的脂肪酸,但大家千万不要过量摄入哦。

油脂种类、功能大解析

 简单总结一下就是:

- ω-3的作用是抑制体内炎症,促进代谢。

- ω-6也可以促进代谢,但过量摄入时会损害健康。当身体有炎症时,摄入ω-6可能会促进炎症。

- ω-9和饱和脂肪酸的摄入量,需要根据糖类的摄入量进行调节。

> **POINT 1　体内炎症蔓延可能会形成不易瘦的体质**
>
> ω-3能降低血脂,帮助预防心脑血管疾病,抑制体内的炎症。而反式脂肪酸会让血液变得黏稠,并促进体内的炎症发展。体内炎症蔓延可能会影响瘦素的分泌,让人形成不易瘦的体质。

脂肪酸的种类与特点

[脂肪酸]

- **饱和脂肪酸**
  多存在于牛、猪、羊等动物的脂肪中。

- **不饱和脂肪酸**
  多存在于植物油、鱼油中。

> 积极摄取 ω-3

ω-9
能降低胆固醇，抗氧化。主要来源于橄榄油和菜籽油等。

ω-6
必需脂肪酸。能降低胆固醇，降低血压。主要来源于大豆油、葵花子油、玉米油等植物油。

ω-3
必需脂肪酸。能抑制体内炎症，降低血脂，预防心脑血管疾病。主要来源于紫苏子油、亚麻子油等。

POINT 2　巧妙摄取不饱和脂肪酸

ω-6 是不饱和脂肪酸，很容易摄取过量，需控制摄入。最关键的 ω-3 则可通过大量吃鱼和适量吃一些亚麻子油或胡麻油来进行补充。

把加工食品赶出餐桌

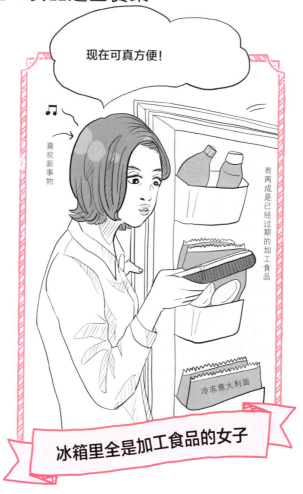

现在可真方便!

喜欢新事物

有两成是已经过期的加工食品

冷冻意大利面

冰箱里全是加工食品的女子

DATA

几乎不怎么自己做饭

(代谢下降度 / 皮肤污浊度 / 营养不良度 / 糖类依赖度 / 肥胖度)

特 征

- 非常不擅长做饭

- 对食品添加剂知之甚少

- 不管有事没事,每天至少得去一次便利店

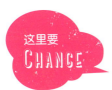 **别吃已经看不出原形的加工食品，尽量选择保持食材原状的产品**

理由 1

加工食品中的食品添加剂会扰乱正常的味觉和食欲

我们身边有很多便捷的加工食品。这些食品大多含有过量的糖类、脂肪，使用了大量提升口感的添加剂。如果毫无防备地大量食用这类食品，**会让我们的味觉发生紊乱，影响食欲，很容易造成肥胖问题。**

另外，食品添加剂还会**削弱肠道益生菌，破坏肠道环境**，影响我们的消化功能。

理由 2

加工食品较之天然食品营养价值更低

一条新鲜的鱼和在鱼肉中加入鲜味剂做成的鱼肉香肠，谁的营养价值更高？我想这个问题连孩子都知道答案。

仔细查看那些看似健康的健康食品和减肥食品，你就会发现，其实它们也使用了大量**食品添加剂**。在购买时，千万不能被商品的宣传语和包装迷惑，要仔细查看成分，看清本质。

 大量食用加工食品会导致肥胖。

至少要了解这些！食品标签要这么看！

 简单总结一下就是：

- 成分表是依照含量多少的顺序进行排列的。

- 如果成分表中有大量看不懂的名词，还是不要买为好。

- 不要被标签上印有的"进口""有机"等字样蒙蔽了双眼。

POINT 1 食品标签的正确解读方法

在购买加工食品时，请仔细查看包装背面的原材料标签。标签会依据成分含量的多少排列，商品的主要成分一目了然。有的奶酪甜点，砂糖比奶酪多；有的黑麦面包，小麦比黑麦多。仔细查看食品包装，你会发现，这样的"神秘食品"数不胜数。

第 1 章　促进代谢、美容的饮食方法

食品标签上都印了些什么？

在便利店购买食品前，请先仔细查看食品标签。

●名称：碳酸饮料　●原料名：食物纤维、焦糖色素、香料、酸味剂、甜味剂（阿斯巴甜、L-苯丙氨酸化合物、安赛蜜、三氯蔗糖）、葡萄糖酸钙、咖啡因　●净含量：480 ml

某款以"无糖"为卖点的碳酸饮料。可以看到，这款产品中使用了各种人工甜味剂（请参考P47）。

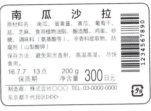

原材料名依据含量按由多到少的顺序排列。可以看到，除了南瓜，还使用了植物性油脂和防腐剂。

同样的，巧克力也各有不同

A ○○巧克力
[含85%优质可可]

名称：巧克力，原材料名：可可脂、可可、砂糖、香料（部分原材料中含有乳制品）
净含量：100 g　保质期：印于此面
保存方法：请保存在28℃的环境下，避免阳光直射、高温高湿。
原产国：法国
进口商：○○株式会社

B ▷▷巧克力

A巧克力的成分中，排在最前面的是可可块，第五位才是砂糖。而B巧克力的成分中第一位就是砂糖，可以说是"巧克力风味的砂糖"了。

●名称：巧克力　●原材料：砂糖、可可块、全脂奶粉、可可脂、卵磷脂（提取自大豆）香料　●净含量：55 g
●保质期：标在包装左侧　●保存方法：请保存在28℃的凉爽处
●制造商：株式会社◇◇

POINT 2 并不一定健康的进口小麦和有机砂糖

食品标签上那些看不懂的名词，大多都是不怎么有益健康的食品添加剂。如果看到商品上大量标注这类成分，建议你不要购买。另外，对"进口小麦""有机砂糖"这类标示要特别注意，并不是说进口的或有机的吃了就会很健康哦。

作者的一句话提醒

在查看价格前，先把商品翻过来看包装背面的成分表。

没有运动，一天就不用喝 2 L 水

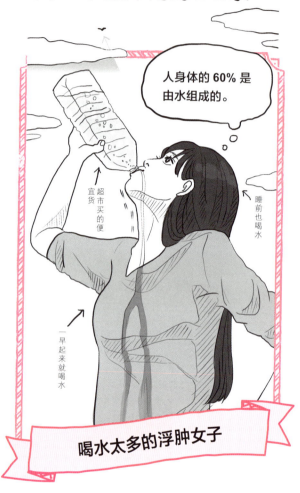

人身体的 60% 是由水组成的。

超市买的便宜货

睡前也喝水

一早起来就喝水

喝水太多的浮肿女子

DATA

每天喝足 2 L 水

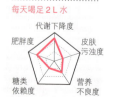

代谢下降度 / 皮肤污浊度 / 营养不良度 / 糖类依赖度 / 肥胖度

特 征

- 喜欢的词语是"体内循环"
- 感觉自己在更新体内的水分
- 最近关注的是热门的"水素水"

过量饮水是造成浮肿等问题的原因，只要在感到口渴时喝水就行了！

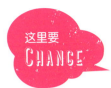

理由 1

一天2 L水不是必需的，每人每天需要的水量是不同的

"每天要喝2 L水"是一个神秘的标准。大量摄入水分，如果具有相应的代谢能力自然没有问题，**可有些代谢能力弱的人大量饮水，就会引起浮肿等问题**。一点水都不喝自然会降低代谢，但大量饮水并不能提高代谢。

每个人对水分的需求，依据个人的体重、肌肉量、运动量等各有不同，并不是每个人每天都要喝2 L水。

理由 2

不运动的人，夏季喝1 L水，冬季喝500 ml水即可

对于普通人来说，除了在吃饭时摄入的水分，**夏季每天喝1 L水，冬季每天喝500 ml水**，就差不多了。没有必要刻意增加饮水量。如果你**喝的是咖啡或茶这类含有咖啡因、具有利尿作用的饮料，不妨有意识地多喝一些水**。我比较推荐镁、钙等矿物质含量丰富的硬水。如果你能接受硬水的味道，我建议你每天适量喝一些。

快抛弃过度的"水信仰"吧。

提高女子力的维生素摄入大法

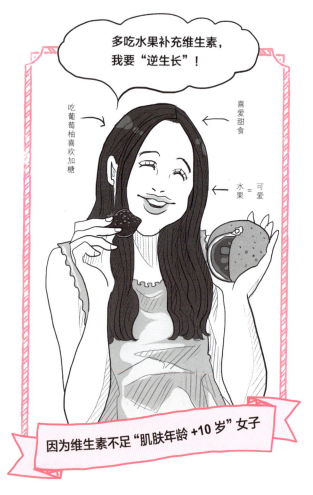

因为维生素不足"肌肤年龄+10岁"女子

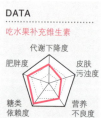

DATA
吃水果补充维生素

特 征

- 靠吃水果摄入维生素
- 集中补充维生素C
- 因为皮肤问题,看起来比实际年龄老

从动物性食品中积极补充脂溶性维生素，D、A、K、E！

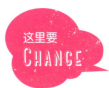

理由 1

脂溶性维生素严重不足

维生素大致可分为**水溶性和脂溶性两大类**。一般的营养补充剂上常会注明，"人体无法储存水溶性维生素，所以要定期补充。相反，脂溶性维生素容易在体内蓄积，需注意不能过量摄入。"可事实上，通过营养补充剂补充脂溶性维生素后，依然达不到摄入标准的人反而占了大多数。因此，**摄入适量富含脂溶性维生素的食物非常重要**。

理由 2

比起植物性食品，动物性食品的摄入效率更高

脂溶性维生素是指不溶于水而溶于脂肪及有机溶剂的维生素，包括维生素D、维生素A、维生素K、维生素E。

在下一页中，我将会分别说明维生素D、维生素A、维生素K、维生素E的作用。相较于通过植物性食品补充这类维生素，我更推荐摄入效率更高的动物性食品。

不仅要关注水溶性维生素，更要关注脂溶性维生素！

脂溶性维生素，D、A、K、E！

> 简单总结一下就是：

- 脂溶性维生素易溶于油脂和酒精。

- 动物性食品摄入量不足的人很容易缺乏脂溶性维生素。

- 维生素D可通过晒太阳在身体内生成，也可通过食物和营养补充剂摄入。

POINT 1　容易缺乏脂溶性维生素的人群

脂溶性维生素主要来自肉类、鱼类等动物性食品。这类食物摄入较少的人群很容易缺乏脂溶性维生素。脂溶性维生素不溶于水、耐热、易溶于油脂，所以吃用油烹饪的肉类和鱼类可以提高脂溶性维生素的吸收率。

第 1 章 促进代谢、美容的饮食方法

食物中含有的维生素

维生素D_2含量较多的食物有菇类、蛋类。维生素D_3含量较多的食物有秋刀鱼、鳗鱼、比目鱼等。维生素D的作用,是促进肌肉与骨骼的生长,并有一定的抗炎症作用。

β-胡萝卜素含量较多的食物是深色蔬菜。维生素A含量较多的食物有动物肝脏、鱼卵、乌贼等。维生素A可以强健皮肤与黏膜,对皮肤粗糙、痤疮、皮疹等具有一定疗效。

含量较多的食物有纳豆、小油菜、欧芹、紫苏、茼蒿等。维生素K的主要作用是有助于凝血。维生素K不足时,身上很容易留下瘀青。

鱼肝、鱼卵(鲑鱼子、咸鲑鱼子、明太子等)、牛油果、杏仁、葵花子、南瓜等食物富含维生素E。维生素E有抗氧化的作用,可以缓解肌肉酸痛和皮肤干燥,与维生素C一起摄入可以提高抗氧化的效果。

POINT 2 **涂太多防晒霜导致维生素D不足?**

维生素D只要晒太阳就可以在体内生成。有些女性涂较多防晒霜,理论上可能会影响维生素D的合成。话虽如此,但应该没有人会愿意暴露在紫外线下。大家可以通过食物和适量营养补充剂补充。

作者的一句话提醒

干香菇等干货也富含维生素D。

069

干燥、雀斑、黑眼圈？快补充这种营养素

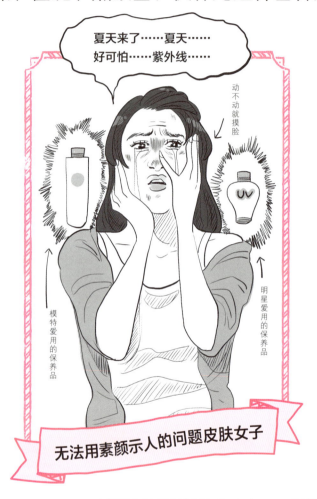

夏天来了……夏天……好可怕……紫外线……

动不动就摸脸

模特爱用的保养品

明星爱用的保养品

无法用素颜示人的问题皮肤女子

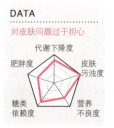

DATA
对皮肤问题过于担心

代谢下降度 / 皮肤污浊度 / 营养不良度 / 糖类依赖度 / 肥胖度

特征

- 不吃午饭，攒钱买高级护肤品
- 不在意饮食习惯，一心提高化妆技巧
- 连男朋友或丈夫都没见过她素颜的样子

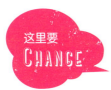 抗干燥靠蛋白质，抗斑靠维生素 C 和维生素 E，抗黑眼圈根据颜色有不同对策

理由 1

皮肤干燥可能是缺乏蛋白质！有雀斑，<u>快补充能抗氧化的维生素</u>

烦恼于皮肤干燥的人一般都有蛋白质摄入不足的问题。**除了积极补充蛋白质以外，适当活动身体，提高身体的蛋白质合成能力也是一个好办法。**

要消灭雀斑不仅需要为身体减压，还要注意积极补充维生素C和维生素E。

理由 2

眼圈发青请补充维生素K与铁，<u>眼圈发暗请补充维生素A</u>

眼圈发青，一般来说与维生素K的摄入不足有关，因为维生素K与凝血功能息息相关。有时，血液循环不良和贫血也会引起眼圈发青，应注意补充蛋白质和铁。

眼圈发暗主要是由色素沉淀造成的，其根本原因是**蛋白质与维生素A的摄入不足。**

 提高代谢和美容养颜的基础都是蛋白质。

随着年龄增长不断下降的皮肤代谢机能

 简单总结一下就是:

- 新陈代谢是指身体内的细胞进行更新换代。

- 随着年龄的增长,新陈代谢的速度和能力都会有所下降。

- 可以通过调整饮食,减缓代谢机能的下降。

POINT 1 **不再适用于轻熟女性的28天周期**
皮肤的新陈代谢,指的是通过细胞活动,新皮肤生长代替旧皮肤的过程。这一机制的速度与能力随着年龄的增长不断下降。一般认为,皮肤的基底层生成的新细胞经过28天可以上升到皮肤表层。但这个时间一般适用于十几岁到二十几岁的人群。

第 1 章 促进代谢、美容的饮食方法

皮肤新陈代谢的机制

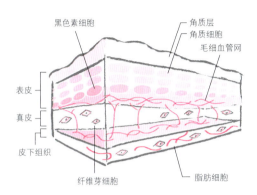

[皮肤的三层构造]

皮肤大致可以分为三层,每一层各有不同的作用。表皮层在最外侧,具有防护功能;真皮层负责为皮肤带来弹力;而皮下组织则将能量以脂肪的形式储存起来。

除去皮下组织,皮肤厚度仅为 0.5~4 mm。

[皮肤新陈代谢的周期]

皮肤新陈代谢的周期平均为 28 天。不过这一周期因人而异,有些人的周期是 30 天甚至 35 天。维持新陈代谢周期的稳定非常重要。从外部看,可能会觉得皮肤的厚度与质地没有变化,但皮肤一直都在更新换代。

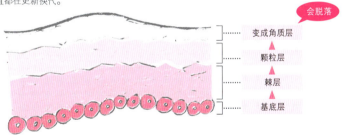

POINT 2

30岁为40天,40岁为55天

一般认为,30 岁的人的皮肤新陈代谢周期约为 40 天,40 岁约为 50 天,60 岁则达到 100 天。当然这只是平均数值,还可能因为饮食习惯和环境压力导致周期的延长。

作者的一句话提醒

通过饮食,可以从根本上提高皮肤的代谢机能。

073

女性美发九成靠饮食

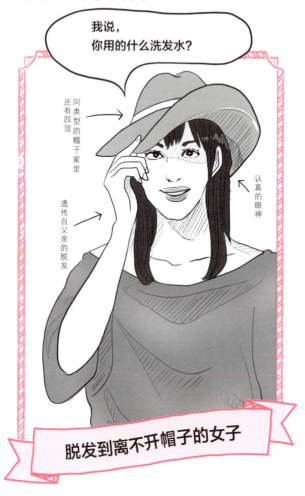

脱发到离不开帽子的女子

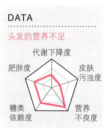

DATA
头发的营养不足

特征

- 浴室的排水口经常被脱落的头发堵塞
- 头发没有弹性和光泽,但还是留着长发
- 为了保护头发,坚决不染不烫

第 1 章 促进代谢、美容的饮食方法

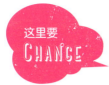

美发的关键在于充分摄入蛋白质、锌和脂肪

理由 1

弹性、柔韧、光泽,健康的头发由充足的蛋白质和锌打造而成

怎样才能让随着年龄不断变细的头发保持粗壮强健呢?头发有八到九成是由角蛋白这一蛋白质构成的。也就是说,**蛋白质摄入不足,会影响头发的粗细、柔韧度和光泽度。**

另外,锌能促进生长激素的生成,促进毛发生长,**是毛发的蛋白质合成中不可或缺的矿物质**。缺锌会导致脱发,需要注意充分摄入。

理由 2

提升毛鳞片质量的营养素——脂肪

影响头发光泽度的,**是形成毛发表层的毛鳞片**,而影响毛鳞片质量的则是脂肪。

护理头发,主要是给毛鳞片补充脂肪,修复损伤。也就是说,**要从根本上改善发质,充分摄入动物性脂肪是非常重要的**。充足的脂肪,能强健发根,保持头发的光泽靓丽。

 在对抗谢顶的战斗中,饮食最重要!

打造顺滑有光泽的秀发

> 简单总结一下就是:

- 其实我们所说的"头发"一般指的是"毛干"。而头发的生长主要由"毛根"控制。

- 毛根末端的毛乳头被认为是调节毛囊形成和毛发生长的信号传导中心。

- 如果又细又短的落发开始增多就要注意了！你的头发很可能陷入了亚健康状态。

POINT 1　**头发由毛母细胞分裂生长而成**

头发，分为露出头皮外的毛干和隐藏在头皮中的毛根两部分。毛根的底部是毛球，包含在毛囊内。毛球下端的凹入部分称毛乳头。毛乳头能对毛母细胞发出指示，促进或中止毛发的生长。毛囊在我们还是胎儿的时候就已经形成，而且数量不会发生变化。

第 1 章 促进代谢、美容的饮食方法

快来了解一下头发生长的机制吧

[头发的构造]

在头发的生长过程中,毛乳头至关重要。

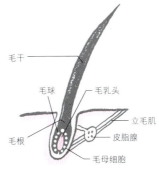

[头发的生长周期]

头发有一定的生长周期,长到一定程度后会自然脱落,脱落后会长出新的头发。这种循环往复被称为头发的生长周期。

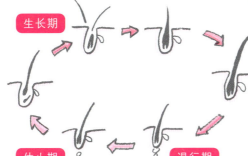

头发的生长周期中,毛母细胞快速分裂生出新头发的"生长期"最为漫长。之后,进入"退行期",头发开始停止长长。最后进入"休止期"。"休止期"大约会持续 2~3 个月,其间旧头发会被新长出的头发顶出,从头皮脱落。健康头发的生长周期为 4~6 年。

POINT 2 **头发稀少者的头发生长周期中的生长期较短**

每个日本人的头发数量为 10 万根左右。根据头发的生长周期计算,长长后的头发每天会掉落 50~100 根,这是自然现象。不过,如果你发现掉发中有还处于生长期的细短头发,就要特别注意了。这意味着你头发的生长周期中,生长期在变短,你的头发很可能陷入了亚健康状态。

作者的一句话提醒

只要好好努力,完全可以改善脱发问题。

如何摄入营养补充剂

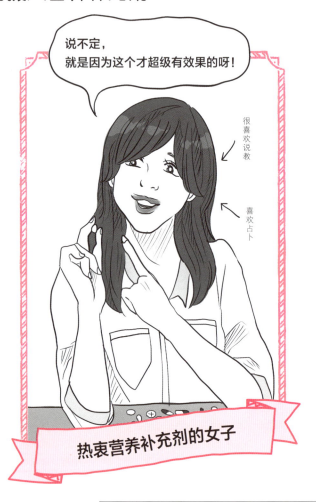

说不定,就是因为这个才超级有效果的呀!

很喜欢说教

喜欢占卜

热衷营养补充剂的女子

DATA
全靠营养补充剂补充营养

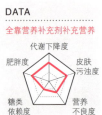

特征

- 便携药盒中装有10多种营养补充剂
- 家中柜子里满满当当都是营养补充剂
- 严格挑选天然有机材料

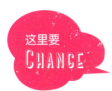 不用在意营养补充剂的原料和价格，
选择能让你真正感到效果的产品就好！

理由 1

营养补充剂并非人人适用的灵药，如果感觉不到疗效就停止服用

通过营养补充剂能方便地补充未能通过饮食充分摄入的营养素，可如果你觉得吃了和没吃感觉差不多，那就没必要勉强自己坚持吃下去。而且，**过量摄入某种营养素，有时也会给身体带来负担。**

如果你是第一次购买营养补充剂，面对琳琅满目的产品，不知如何选择，**那我建议你最好咨询医生后购买，或者先尝试蛋白粉和几乎囊括所有必需营养素的复合维生素片。**

理由 2

不论提取自哪里，吃进肚子里都一样

营养补充剂的价格与品质是否成正比？针对这一问题，我来说一说我的看法。假设现在有以"石油提取物""天然印度樱桃"和"玉米"为原料，价格各不相同的三款维生素C补充剂。乍看之下，源自天然印度樱桃的产品让人感觉品质优于其他两种，但事实上，**进入身体后，哪种都一样，都是维生素C。**

要问是不是使用天然材料的产品效果就特别好，这还真不好说。

 不要过度依赖营养补充剂。

减肥类
营养补充剂小清单

*购买以下营养补充剂时请谨遵医嘱。

药店和网店里,各类营养补充剂琳琅满目。很多人对此感到迷惘,到底吃哪种好呢?在此,我主要为大家介绍几种减肥类的营养补充剂供大家参考,大家可以结合自己的身体状况与目的进行选购。

燃烧脂肪 篇

本篇介绍了能促进脂肪代谢的营养补充剂。

[左旋肉碱]

左旋肉碱是一种类氨基酸,其作用是将脂肪运送到细胞的能量生产工厂线粒体中去。一旦体内缺少这种物质,代谢机能就会下降。

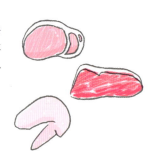

从饮食中摄取 / 肉类,特别是马肉、羊肉
推荐摄取量 / 一天 750 mg

第 1 章　促进代谢、美容的饮食方法

[辅酶 Q10]

辅酶 Q10 可以帮助人体提高代谢力。伴随年龄的增长，人体内的辅酶 Q10 含量会越来越低，所以年龄在 30 岁以上的人群在摄取辅酶 Q10 后，会比较容易看到效果。

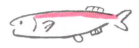
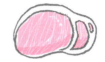

从饮食中摄取 / 沙丁鱼（6 条沙丁鱼约含 30 mg 辅酶 Q10）
推荐摄取量 / 一天 100 mg
摄取方法 / 辅酶 Q10 溶于脂肪，可在进食后与脂溶性维生素一起摄入。啫喱剂比粉剂的吸收效果好。

[咖啡因]

咖啡因可以促进脂肪细胞中的脂肪酸分解，释放到血液中。在运动前摄入，可以提高燃脂效果。不过对没有运动习惯的人来说，效果较弱。

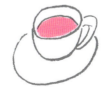

从饮食中摄取 / 咖啡、红茶
推荐摄取量 / 每千克体重对应摄入 3~5 mg

提高代谢 & 抑制食欲 篇

　　本篇主要介绍控制血糖上升、抑制食欲的营养补充剂和保健食品。

[硫辛酸（提高代谢类）]

这种成分可以控制血糖的上升，推荐给希望在进食后控制血糖的朋友。另外，这种物质的抗氧化效果也非常好。但是，在服用这种物质的补充剂之前，请一定要先咨询医生哦。

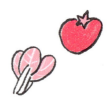

从饮食中摄取 / 深色蔬菜（胡萝卜、番茄、西蓝花等）
推荐摄取量 / 100 mg

[鸟氨酸（提高代谢类）]

鸟氨酸是一种氨基酸，可以促进生长激素的产生，具有抗衰老的作用。另外，这种成分可以提高肝脏的代谢功能。推荐时常饮酒的人士服用。

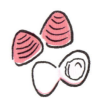

从饮食中摄取 / 蚬（每 100 g 蚬含 14 mg 鸟氨酸）
推荐摄取量 / 500~1000 mg

第 1 章　促进代谢、美容的饮食方法

[藤黄果（抑制食欲类）]

在印度的阿育吠陀医学中被用于治疗胃溃疡。这种食物可以阻止脂肪合成，抑制食欲。

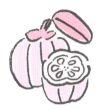

推荐摄取量 / 每天 500 mg

[匙羹藤提取物（抑制吸收类）]

匙羹藤是一种草药，在阿育吠陀医学中被用于预防糖尿病。它可以抑制糖类的吸收，控制血糖，但有腹胀等副作用。

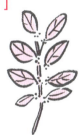

从饮食中摄取 / 匙羹藤茶

\ 除此之外 /

　　用乳酸菌、大豆制成的氨基酸类营养补充剂，具有缓解便秘的效果。

> 营养补充剂不是必须摄入的，通过饮食摄入足够的营养素才是最理想的。如果您服用了营养补充剂，却没有感到明显的改善，那完全可以停止服用。

对胶原蛋白 & 辅酶 Q10 的新见解

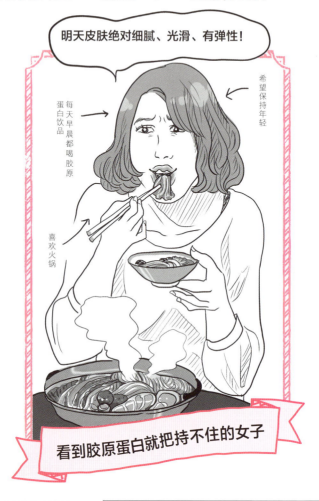

明天皮肤绝对细腻、光滑、有弹性!

每天早晨都喝胶原蛋白饮品

希望保持年轻

喜欢火锅

看到胶原蛋白就把持不住的女子

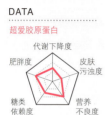

DATA
超爱胶原蛋白

代谢下降度 / 皮肤污浊度 / 营养不良度 / 糖类依赖度 / 肥胖度

特 征

- 夏天也吃胶原蛋白美肌火锅
- 在网上疯狂购买胶原蛋白产品
- 在吃辅酶Q10的营养补充剂,但效果不明

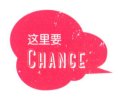

不要迷信胶原蛋白补充剂，服用辅酶 Q10 还请选择还原型

理由 1

服用胶原蛋白，皮肤并不会立即变得有弹性

胶原蛋白产品有保湿的效果，涂抹在皮肤上可以防止皮肤干燥。有商家宣称，服用含有胶原蛋白的营养补充剂或饮料，可以将"增加皮肤的胶原蛋白"这一信号传达给纤维芽细胞，提高胶原蛋白的生成能力。但是，从营养学的角度看，喝进肚子里的胶原蛋白是不可能直接被皮肤吸收的。因此，"服用胶原蛋白，皮肤就会立即变得有弹性"这种观点有些过于牵强了。

理由 2

还原型辅酶Q10的价格虽然贵但吸收效果好

辅酶Q10一时间红遍大江南北，**并以其促进新陈代谢、抗氧化、减少细纹和抗衰老等作用为人称道。**

沙丁鱼和西蓝花中虽然含有辅酶Q10，但**通过饮食摄入每日所需的 100 mg辅酶Q10实在有些困难**，因此通过营养补充剂进行补充确实是一个好方法。我推荐价格偏高，但吸收效果更好的"**还原型**"产品。你还可以选择那些单个胶囊包装的啫喱状产品，用化妆水稀释后作为护肤品进行涂抹。

 要注意确认热门话题的真假哦。

DIET COLUMN*01

吃多了肉，放的屁会变臭吗？

森拓式的"提高代谢餐"将饮食的重点放在了动物性蛋白质的摄入上。有读者曾向我表示过他的担心："吃这么多肉，好担心放的屁会变臭哦。"

确实，摄入过多动物性食品，容易增加肠道内的有害菌。**你还没有形成适应肉食的肠道环境，肠内益生菌不足，才是屁臭的根本原因。**

面对这种情况，首先应考虑适量减少动物性蛋白质的摄入；**其次，可以增加植物性蛋白质的摄入，或者补充一些促进肠内益生菌生长的膳食纤维，调节肠道内的菌群。**

另外，**积极摄入能改善肠道环境的益生菌（乳酸菌、双歧杆菌）也是有效的办法**。酸奶、纳豆、泡菜、西式酸菜等发酵食品中富含这类益生菌。当然，减少加工食品的摄入量是改善肠内环境的大前提。因为这类食品中含有大量促进有害菌生长的反式脂肪酸和防腐剂。

肠道环境的变化也会给皮肤的状态带来巨大影响。可以说，一个人的肠道环境可以反映出这个人的皮肤状态。为了美容养颜，我们必须重新审视肠道的健康状态。

第 2 章

促进
代谢、美容的
生活习惯

为了提高代谢和美容养颜，除了要注意饮食，
每天的生活习惯也非常需要重视。
让我们一项一项重新审视一下自己的生活习惯吧。

了解自己的肥胖程度是减肥的起点

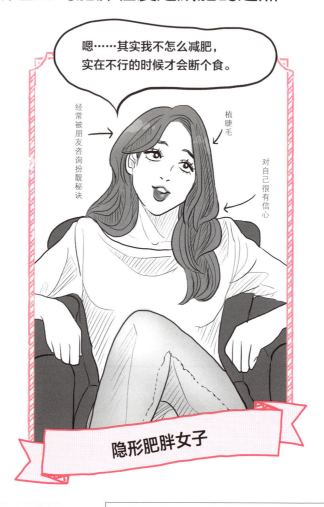

嗯……其实我不怎么减肥，实在不行的时候才会断个食。

经常被朋友咨询扮靓秘诀

植睫毛

对自己很有信心

隐形肥胖女子

DATA
....
脂肪多，肌肉少

代谢下降度 / 皮肤污浊度 / 营养不良度 / 糖类依赖度 / 肥胖度

特 征

- 体脂率超过30%，微胖
- 穿衣显瘦，但肚子上有"游泳圈"
- 挺受异性欢迎

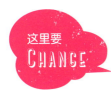 不了解自己的肥胖程度，谈何减肥？

理由 1

不了解肥胖程度相当于不做任何准备就去挑战全程马拉松

对自己目前的情况一无所知就开始减肥大计，就好比不做任何准备就去挑战全程马拉松。不用想都能猜到，最后肯定是没跑完，中途退赛。

首先根据P091的BMI对照表与自己的体脂率，**正确把握自己的"肥胖指数"和"肥胖类型"，一切从这里开始**。一心想瘦，于是不管三七二十一就制订出"大概先瘦到43 kg"的目标，这样的做法对减肥是毫无帮助的。如果你还在这样毫无根据地胡乱制定目标，请立刻住手！

理由 2

显性肥胖与隐形肥胖对应的处理方法是不同的

BMI为25以上的"一看就知道胖"的人自然不用多说，问题最大的其实是那些**处于"需要警惕范围"的隐形肥胖者**。隐形肥胖是指BMI在18到25之间，但体脂率却超过30％的人。

这些人脂肪多，肌肉少，如果片面着重于减少体重，反而会更加危险。**若已经所剩无几的肌肉进一步被削减，她们的身体将会变得更难以瘦下来。**

 不了解清楚实际情况就开始减肥，自然会一开始就备受挫折。

通过 BMI 了解自己的肥胖指数

 简单总结一下就是:

- BMI是指通过身高体重计算出的人体的"肥胖指数"。

- 理想状态是BMI为22，体脂率为24%。

- 纤瘦美体的标准为BMI 20，体脂率不超过20%。很多女性都希望达到这一标准。

POINT 1 BMI的计算方法

BMI（体重指数）是通过身高与体重测算出的。其计算方法是用体重（kg）除以身高（m）的平方。比方说，一个身高160 cm，体重57 kg的女性，其BMI应为57÷（1.6×1.6）≈ 22，在正常范围内。

第 2 章 促进代谢、美容的生活习惯

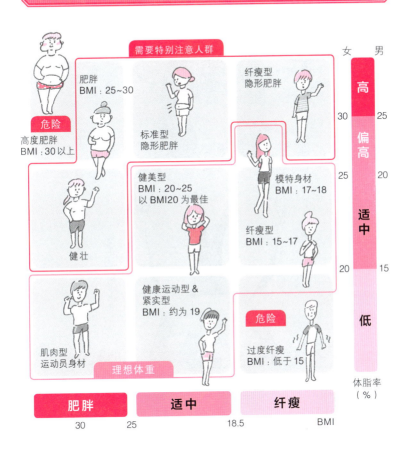

POINT 2　理想体重与美体体重不同

BMI 22、体脂率 24% 是女性的理想状态，此状态下的体形为"健美型"。但这种体形一般会给人以"微胖"的印象。事实上，很多女性减肥的目标是 BMI18.5~19，体脂率在 20% 以下。

作者的一句话提醒

无法客观认识自己的女性不可能减肥成功。

不要只看体重，应该关注"瘦体重"

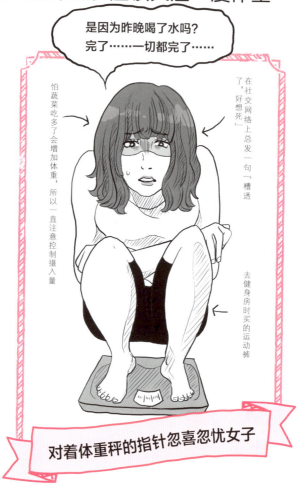

是因为昨晚喝了水吗？完了……一切都完了……

怕蔬菜吃多了会增加体重，所以一直注意控制摄入量

在社交网络上总发一句「糟透了，好想死」

去健身房时买的运动裤

对着体重秤的指针忽喜忽忧女子

DATA
反弹率极高

代谢下降度 / 皮肤污浊度 / 营养不良度 / 糖类依赖度 / 肥胖度

特征

- 刚开始减肥的一周很期待站上体重秤
- 体重就算增减0.5 kg也会影响心情
- 平时想法比较消极

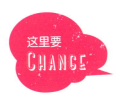

相较于减轻体重，更应努力减少脂肪

理由 1

减肥的目的不是减轻体重，而是减少过多的脂肪

有不少女性一天要称好多次体重，为体重的一点点增减而纠结。可事实上，体重的减轻，并不意味着脂肪减少。**根据每天摄入的食物和水分的不同，体重上下浮动2 kg都是非常正常的。**

一般来说，最适当的是一个月减少约1 kg的脂肪。如果减掉5 kg，就有点用力过猛了，之后反弹的可能性会比较高。**脂肪减少了，体重自然会下降。**

理由 2

肌肉是代谢的关键，减少了会越来越难瘦

瘦体重又称去脂体重，指的是全身除脂肪组织以外的骨骼、肌肉、内脏以及神经、血管等的重量。一般来说，一个体重50 kg、体脂率在20%左右的女性，其脂肪重量为10 kg。体重减掉脂肪重量所得的40 kg就是她的瘦体重。

尽管无法计算骨骼、肌肉、内脏以及神经、血管等各自的重量，但其中肌肉重量的增减是最明显的，我们可以很轻易地从瘦体重的增减中，看出肌肉重量的增减。肌肉是代谢的关键，因而维持甚至增加瘦体重是非常重要的。

作者的减肥格言 不要受体重增减的摆布！

隐形肥胖是这样形成的

 简单总结一下就是:

- 不断重复减肥与反弹会导致瘦体重减少,脂肪不断增加。

- 要消除隐形肥胖,就必须不减肌肉,只减脂肪。

- 要进行以蛋白质为中心的饮食,调整饮食的过程中可能会增重1.5 kg,无须在意。

POINT 1 身体成分可能会在体重反弹后发生变化

有些女性在减肥时,没有通过摄入蛋白质和适量运动增加肌肉的概念,而陷入了不断减重,不断反弹的困境。严格限制能量的饮食削减了肌肉,反弹后反而增加了脂肪。其结果是,形成了体重在标准数值范围内而脂肪过多的"隐形肥胖"。

第 2 章 促进代谢、美容的生活习惯

隐形肥胖是怎样形成的

采用不正确的减肥方式,不断减肥与复胖,会减少肌肉,增加脂肪,最终形成隐形肥胖。

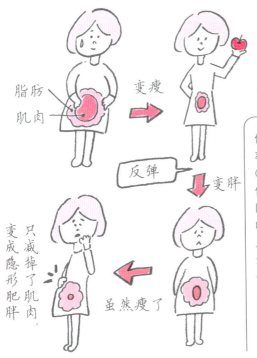

假设一个体重55 kg、体脂率24%的人尝试了"只吃○○减肥法"成功减肥,体重变为50 kg,体脂率下降到20%。随后她又开始吃自己喜欢的美食,体重反弹到了55 kg。此时肌肉没有增加,体重增加的5kg全是脂肪,这么一来,同样是55 kg,这时的身体成分和之前55 kg时的身体成分已经大不相同了。

POINT 2

增加肌肉才是重中之重

要消除隐形肥胖,与直接减轻体重相比,增加肌肉才是重中之重。建议先进行以蛋白质为中心的饮食,增加 1.5 kg 左右的体重,在增加了肌肉以后,再有针对性地开始减脂。

作者的一句话提醒

只看体重是无法摆脱隐形肥胖的。

减重与减肥并不一样

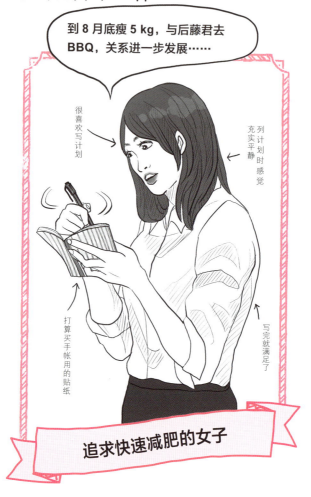

追求快速减肥的女子

DATA
长期有肥胖问题

特征
- 从小就胖，家里人也胖
- 一直坚信只要瘦下来，就能改变人生

第 2 章 促进代谢、美容的生活习惯

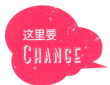

减肥的本质在于改善饮食
如果想要减重，必须设定期限

理由 1

减肥的重点是养成有助于身体健康的生活习惯

　　Diet，减肥，这个词源自希腊语的diaita，意思是"生活方法""生活状态"。在现代，减肥一词的意思，是**通过改善饮食、增加锻炼等科学的方法减轻肥胖的程度**。过瘦的人通过正确饮食恢复适当体重也称为diet。

　　减肥与达到目标体重就完成任务的减重不同。**减肥的重点在于养成有助于身体健康的、正确的生活习惯。**

理由 2

合适的减重方法：一天1.5餐，坚持2~3个月

　　如果因紧急且必要的原因，不得不进行减重，请你一定要设定期限。**减重的饮食方法是每天1.5餐，即每天吃一顿蛋白质含量较高的普通正餐，再搭配一餐以鸡蛋、水煮鸡胸肉沙拉等为主的加餐**。这样即便吃了米饭，每天摄入的能量也能控制在300 kcal左右。另外，减重成功后，要做好体重小幅反弹的心理准备。

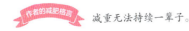
减重无法持续一辈子。

消化、吸收与代谢

> 简单总结一下就是:

- 食物中的营养素,经过胃肠的消化吸收后,几乎都会被运送到肝脏。

- 代谢是指利用及消耗进入身体的营养素,同时把体内的废物排出体外。

- 消化、吸收与代谢,每一步都非常重要。

POINT 1　代谢是维持生命的必要机能

食物中的营养素,经过胃肠消化吸收后,几乎都会被运送至肝脏。简单来说,代谢运用的是进入人体内的营养素。进一步来说,摄取的蛋白质变成氨基酸被人体吸收的过程就是代谢;米饭吃进肚子,糖类被胃肠消化吸收后,变成作为能量来源的葡萄糖,这也是代谢。

第2章 促进代谢、美容的生活习惯

进食后血糖上升

摄入糖类后血糖值上升，人体会分泌胰岛素。超过人体需求量的糖类剩余下来，会转化为脂肪储存于脂肪细胞中。

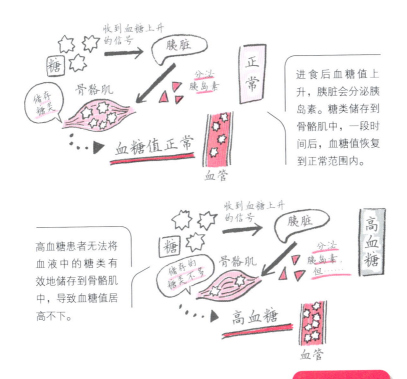

进食后血糖值上升，胰脏会分泌胰岛素。糖类储存到骨骼肌中，一段时间后，血糖值恢复到正常范围内。

高血糖患者无法将血液中的糖类有效地储存到骨骼肌中，导致血糖值居高不下。

POINT 2　**肝脏是人体的"超级银行"**
能够储存肝糖原和多种维生素的肝脏，是新陈代谢的中枢，还有分解酒精和解毒的作用。

作者的一句话提醒

提高消化能力和吸收能力也很重要。

通过运动瘦身，效率太低

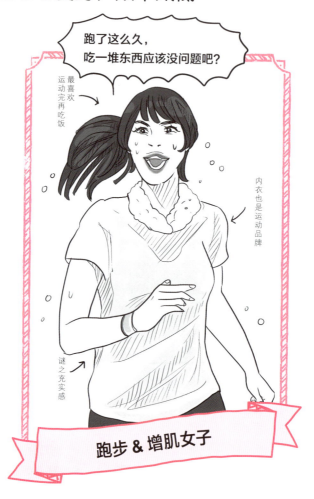

跑了这么久，吃一堆东西应该没问题吧？

最喜欢运动完再吃饭

内衣也是运动品牌

谜之充实感

跑步 & 增肌女子

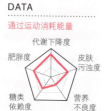

DATA
通过运动消耗能量

代谢下降度
肥胖度
皮肤污浊度
糖类依赖度
营养不良度

特 征

- 跑步后会喝一杯啤酒奖励自己
- 家中的减肥DVD堆成小山
- 每天做20次腹肌和背部肌肉训练

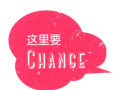 应该优先进行运动前的饮食改善，绝对不能在运动的同时进行饮食限制

理由 1

吃零食摄入的能量<u>无法通过运动一笔勾销</u>

有不少女性认为，靠运动就能在尽情吃自己喜欢的食物的同时保持苗条的身材，可事实上，她们的想法太过天真。一个体重50 kg的人以时速8 km跑30分钟消耗掉的能量，只有**200 kcal**，而不觉间喝进肚子里的星冰乐就有500 kcal，跑半小时完全无法消耗掉。

追根究底，**人会发胖的主要原因并不是运动量不足，而是吃得太多**。不改善饮食，是不可能成功减肥的。

理由 2

运动加饮食限制<u>会让肌肉减少、代谢下降</u>

人在运动中不仅会消耗能量，以蛋白质、维生素、矿物质为代表的人体所必需的营养素也会在运动中被消耗。

饮食限制会让人体处于**营养不足的状态，别说生成新的肌肉了，连代谢所需的肌肉也减少了**，形成恶性循环。另外，饮食限制会增加贫血的风险。进行运动的人**更要积极补充蛋白质、维生素、矿物质等构成肌肉的营养素**。

 运动减肥之前，请先改善饮食。

美容院改善不了橘皮组织和浮肿

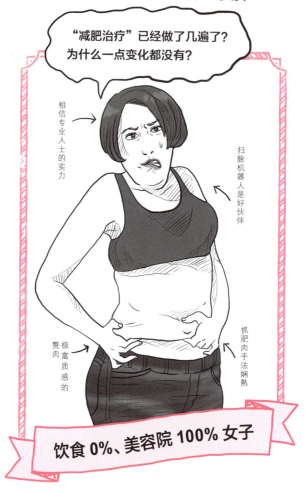

"减肥治疗"已经做了几遍了?
为什么一点变化都没有?

相信专业人士的实力

扫除机器人是好伙伴

极富质感的赘肉

抓肥肉手法娴熟

饮食0%、美容院100%女子

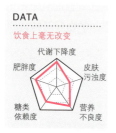

DATA
饮食上毫无改变
代谢下降度
肥胖度
皮肤污浊度
糖类依赖度
营养不良度

特征

- 不想靠自己努力瘦身,只想借助外力
- 经常被美容院的宣传打动
- 很喜欢穿在美容院买的整形内衣

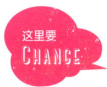

美容院可以去，但必须以改善饮食为基础

理由 1

橘皮组织是脂肪的一种，脂肪减少后，自然不再显眼

橘皮组织是常见于大腿内侧和上臂的凹凸不平的皮下脂肪团。虽然美容院可能可以让你的橘皮组织更容易消除，但如果饮食习惯一团糟，就很难达到你预期的效果。为了拥有迷人的曲线，你可以去美容院寻求帮助，**但改善饮食永远是减肥的必经之路。**

理由 2

淋巴按摩无法消除浮肿

淋巴按摩最受女性客人的欢迎。虽说揉捏按摩皮肤和脂肪，无法一下子瘦下来，但按摩可以刺激表层与深层的淋巴，**对消除浮肿有一定的作用。**

然而，淋巴按摩无法从根本上消除浮肿。要消除浮肿，就必须改善饮食，应该注意避免糖分的过量摄入，积极补充蛋白质、B族维生素和矿物质。

 减肥的主角永远是饮食。

正确的"镜前捏肉法"比体重秤更管用

简单总结一下就是:

- 与体重秤上的数字相比,看起来如何才是最重要的。

- 身体中最难减掉的脂肪集中在上臂、背部、腰部、下腹和大腿内侧。

- 捏一捏上述五处的肉,就能轻松把握脂肪的增减情况。

POINT 1 **通过脂肪厚度测算体脂率**

有一种"脂肪卡尺"可以通过皮下脂肪的厚度测算体脂率。只要抓捏皮下脂肪,就能轻松掌握脂肪的增减情况。操作方法非常简单,只需用手抓捏上臂、肩胛骨、肚脐边、侧腹等部位的肉,用脂肪卡尺测量被捏起的肉的厚度,即可得出该部位的体脂率。

第 2 章　促进代谢、美容的生活习惯

通过捏肉了解身体变化！

与其斤斤计较体重的增减，不如站在镜子前确认一下自己看起来如何。

站在镜子前，抓捏身体各处的肉，用脂肪卡尺测量被捏起的肉的厚度。若想获得较为准确的体脂率，应参考上臂与肩胛骨周围、肚脐边与侧腹等部位的测量结果。顺带一提，身体中最难减掉的脂肪集中在上臂、背部、腰部、下腹和大腿内侧。

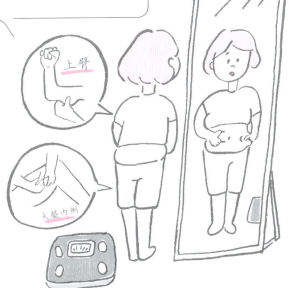

POINT 2

减肥的难点就是这五处

身体中最难减掉的脂肪集中在上臂、背部、腰部、下腹和大腿内侧。定期抓捏这五处的肉，如果感到肉变少了，那你的减肥就有了一定的效果。

作者的一句话提醒

了解自己身体的变化非常重要。

用正确的油脂护理告别老化干皮

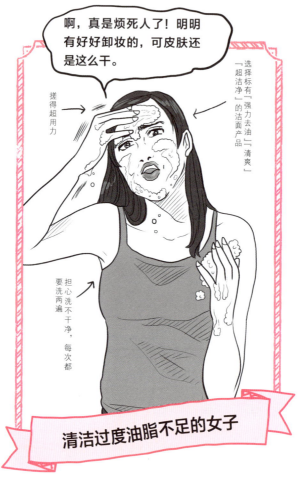

清洁过度油脂不足的女子

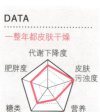

DATA
一整年都皮肤干燥

特 征

- 全身皮肤异常干燥，严重起皮
- 为了预防粉刺，坚决不吃含油食物
- 基础护肤品和粉底都用超保湿的产品

第 2 章　促进代谢、美容的生活习惯

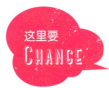

在皮肤上直接涂抹油脂，美肌成分集中注入！

理由 1

经口摄入 ω-3 & 直接涂抹油脂，身体内外双管齐下

要打造美肌，**构成皮肤的蛋白质与抑制皮肤炎症的优质油脂必不可少**。然而，我们摄入的 ω-3 不可能全部被用于皮肤的改善。

如果希望油脂的效果能更直接有效，**最好的办法就是直接涂抹在皮肤上**。身体内外，双管齐下，共同作用，改善皮肤问题。

理由 2

油脂的分子越小，越能让有效成分更好地渗入皮肤

市面上有无数种护肤品。各种护肤品根据其所含成分的不同，拥有不同的效果。有的包裹皮肤锁水保湿，有的吸收后作用于深层皮肤。

而油脂的分子较小，皮肤可以直接吸收其有效成分。其中，甘油的渗透力高，又不粘腻。

 洗脸不要洗两遍，过度清洁会带走皮肤所需的油脂。

空腹时是绝佳的瘦身时机

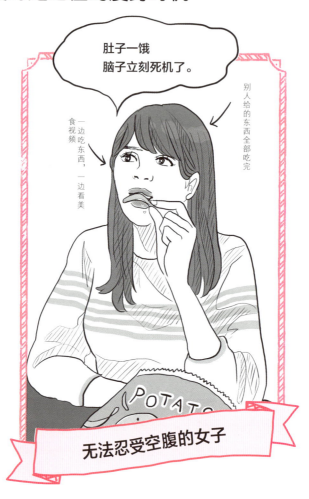

肚子一饿脑子立刻死机了。

别人给的东西全部吃完

一边吃东西，一边看美食视频

无法忍受空腹的女子

DATA
时时都想吃东西

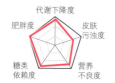

代谢下降度 / 肥胖度 / 皮肤污浊度 / 糖类依赖度 / 营养不良度

特 征

- 工作时会吃糖或嚼口香糖好让嘴不空着
- 肚子一饿就开始烦躁不安
- 最讨厌听到"饭吃八分饱"

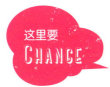 空腹时不要随便吃饭团、面包、零食等富含糖类的食物

理由 1

利用空腹来消耗脂肪

这里所说的"空腹",**是指体内血糖值下降,身体渴求糖类的状态**。人的身体在缺乏糖类时,**会利用身体内残留的蛋白质等材料自行生成糖类。**

空腹感来袭时,正是利用糖原异生作用,巧妙减肥的好时机。

理由 2

在饥饿状态下摄入糖类,会阻断脂肪代谢

糖原异生作用多发生于**空腹时、绝食时和睡眠时**等体内糖类不足的时候。

当你觉得"啊,肚子饿死了,忍无可忍了"的时候,其实身体正陷入低血糖的状态。如果这时顺应食欲大量吃一些面包或饭团会怎么样呢?血糖值突然飙升,身体为了吸收这些糖类,开始进入"**糖类代谢**",而燃烧体内脂肪的"**脂肪代谢**"则会被中断。

 将"空腹"变成减肥的好帮手。

利用帮助脂肪燃烧的"糖原异生作用"

简单总结一下就是：

- "糖原异生作用"指的是人体在体内自行合成糖类。

- 空腹时，不要随便吃饭团、面包、零食等含大量糖类的食物。

- 空腹时，应积极摄入糖原异生作用的原材料蛋白质、脂肪、维生素、矿物质等。

POINT 1 **在体内自行合成糖类的糖原异生作用**

糖原异生作用是指在血糖值偏低时，动物以蛋白质（氨基酸）等非糖类物质为材料，在体内自行合成糖类（糖原）。这是肝脏在糖类不足时，为了保持一定血糖值以维持生命的功能之一。

巧妙利用糖原异生作用

糖原异生作用，是指非糖类物质在体内转变为葡萄糖和糖原的过程。

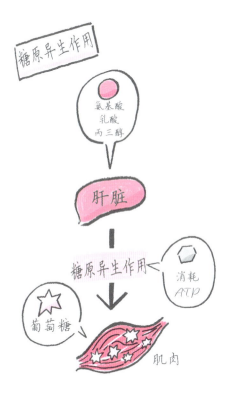

POINT 2　**蛋白质是糖原异生作用的原材料**

在进行糖原异生作用时，如果体内的蛋白质含量不足，身体就不得不开始分解肌肉。这么一来，就会造成肌肉量减少，引发代谢下降。因此，在空腹时，必须比平时摄入更多用于糖原异生作用的蛋白质、维生素和矿物质等非糖类营养素。

作者的一句话提醒

一早起来吃面包和水果真是浪费了大好的减肥时机。

暴饮暴食后的饮食控制术

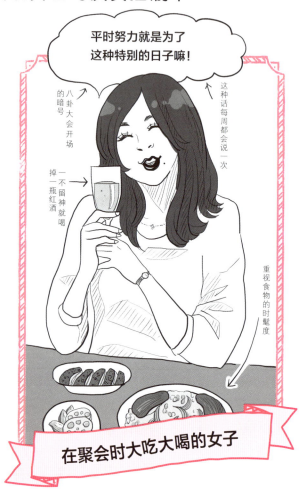

在聚会时大吃大喝的女子

DATA
兴趣是美酒与美食

特 征

- 被约去喝酒或聚会，99%会同意
- 每次聚会就会中断减肥
- 通过饮酒、美食和八卦缓解压力

第 2 章 促进代谢、美容的生活习惯

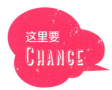

第二天积极补充蛋白质，尽可能地避免摄入糖类与脂肪

理由 1

吃掉1 kg的烤肉，<u>不等于第二天会长1 kg的脂肪</u>

每个人都会有社交需求，例如参加朋友间的聚餐或是公务酒会。不过，**你可别因为"喝太多了，吃太多了"就陷入自我厌恶，从而放弃长期以来坚持进行的饮食改善。**

简单计算一下，要增加1 kg的脂肪，就需要摄入超过人体所需能量7200 Kcal的能量。因此，你吃了1 kg的烤肉，不等于第二天就会长出1 kg的脂肪。另外，**通过第二天的调整，完全有可能挽回暴饮暴食的影响。**

理由 2

补充蛋白质，促进肝脏功能的恢复

暴饮暴食后，肝脏会处于疲劳状态，**请在第二天积极补充有助于恢复肝脏功能的蛋白质、矿物质和维生素。**

如果你觉得第二天继续吃肉太腻了，可以吃一些豆制品或鱼肉。如果这些也咽不下，不妨服用一些氨基酸补充剂或蛋白粉。**蚬贝富含鸟氨酸，也有助于恢复肝脏功能。**如果前一天你大量摄入了糖类和脂肪这类能量源，在第二天就要尽可能避免再摄入。

 如果隔天能注意控制，偶尔大吃一顿完全没问题。

113

无论如何都无法戒掉甜食

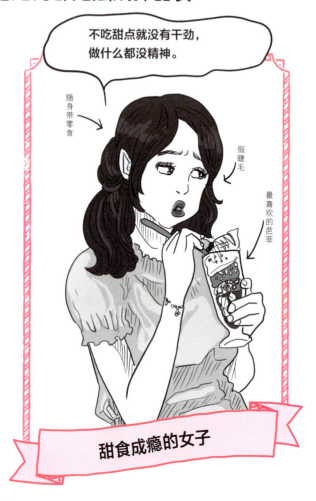

不吃甜点就没有干劲，做什么都没精神。

随身带零食
假睫毛
最喜欢的芭菲

甜食成瘾的女子

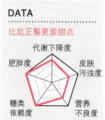

DATA
比起正餐更爱甜点
- 代谢下降度
- 皮肤污浊度
- 营养不良度
- 糖类依赖度
- 肥胖度

特征

- 办公室的抽屉里塞满了零食
- 为了缓解焦虑，整箱整箱地买巧克力
- 兴趣是逛百货商店地下层的甜点店

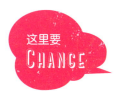 停止无意义的忍耐，
锁定嗜甜的原因思考对策

理由 1

不可能一口甜食都不吃，不要相信嗜甜如命的自己

有很多人向我咨询，说自己无论如何都无法戒掉甜食，不知怎么办才好。针对这一问题，大家要做的并不是忍耐。**明明已经多次尝试完全断绝甜食，屡战屡败，为什么还会相信"这一次我一定能成功"呢？**

相比无法做到的忍耐，**想一想如何让自己不怎么想吃甜食才是更有建设性的做法。**

理由 2

每个人嗜甜的原因各有不同，对策也各不相同

渴求甜食的原因，有可能是过度减重，**导致体内的能量缺乏**；也有可能是在饮食中过度减少脂肪的摄入，**导致饮食的满足感下降**；还可能是压力过大，血糖出现了异常。如果是第三种原因，就必须要针对压力源考虑对策。

减肥和工作一样，如果不努力思考失败原因和解决方法，是无法获得成功的。

 糖类成瘾与酒精、尼古丁成瘾的性质相同。

睡眠不足会刺激食欲

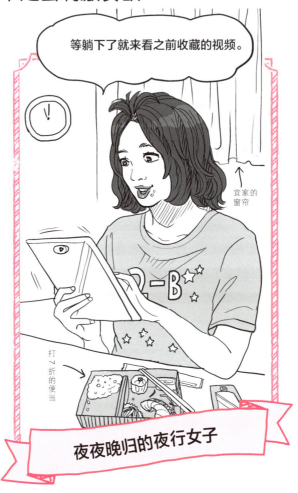

等躺下了就来看之前收藏的视频。

← 宜家的窗帘

← 打7折的便当

夜夜晚归的夜行女子

DATA
睡眠不足，早上起不来

代谢下降度 / 皮肤污浊度 / 营养不良度 / 糖类依赖度 / 肥胖度

特 征

- 每天平均10点以后才吃晚饭
- 躺在床上还要看手机
- 低血压，早上起不来

第 2 章 促进代谢、美容的生活习惯

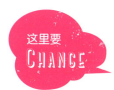 如果不想让身体分泌刺激食欲的激素就早点睡觉吧!

理由 ①

刺激食欲的激素脑肠肽因睡眠不足而过量分泌

身体会分泌刺激食欲的激素脑肠肽和抑制食欲的激素瘦素。**让这两种激素发生紊乱的原因之一就是睡眠不足**。睡眠不足越严重,脑肠肽的分泌量就越多,瘦素的分泌量就越少。

美国哥伦比亚大学的研究指出,睡眠时间不足4小时的人与睡眠时间为7~9小时的人相比,**发胖的概率增加了73%**。

理由 ②

减肥激素瘦素因睡眠不足而减少分泌

瘦素又被称为"减肥激素",它能在脂肪过多时抑制食欲,让我们不会变得过于肥胖。

然而,如果不能保证高质量的睡眠,或者摄入了过多糖类和劣质脂肪,增加了身体的负担,"压力激素"皮质醇的分泌量就会增加,导致瘦素的分泌量下降。**因此,睡眠不足会让人在压力过大时更容易暴饮暴食,也会让脂肪更容易增加。**

 想减肥就要努力早睡早起。

117

月经周期告诉你易瘦期和非易瘦期

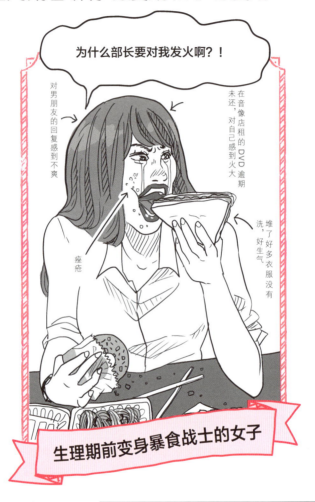

生理期前变身暴食战士的女子

DATA
被月经周期左右

特征
- 在生理期前不由自主地暴饮暴食
- 在生理期前焦躁不安,心情无法平复
- 皮肤状态糟糕至极

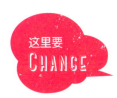

根据月经周期巧妙减肥

理由 1

排卵后到月经来潮的2周是身体容易囤积脂肪的"肥胖期"

女性在减肥方面与男性有一个很大的不同,那就是根据月经周期,女性有**"易瘦期"**和**"非易瘦期"**。

很多人会在月经前感到食欲旺盛。这是因为排卵到月经来潮的2周,是雌性激素黄体酮大量分泌的时期。这一时期,**女性更容易囤积脂肪,产生便秘、皮肤问题,情绪也更容易焦躁不安。**

理由 2

适合减肥的"易瘦期"是月经中后期到排卵为止的2~3周

身体的"易瘦期",是**不容易受雌性激素影响的月经中后期到排卵期的2~3周时间**。精准把握"易瘦期",有利于减肥。

另外,受经前期综合征困扰的女性朋友应着重调节雌性激素水平。**鸡蛋中富含的胆固醇是雌性激素的合成材料,可以积极摄取。**

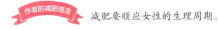

减肥要顺应女性的生理周期。

腰酸背痛可能源自糖类摄入过量

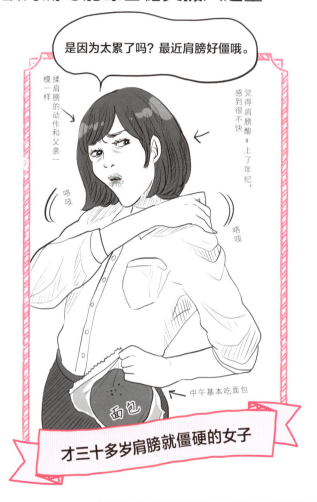

才三十多岁肩膀就僵硬的女子

DATA
经常肩颈酸痛和腰痛

（雷达图：代谢下降度、皮肤污浊度、营养不良度、糖类依赖度、肥胖度）

特 征
- 平常以伏案工作为主
- 主食是便利店的面包和饭团
- 每周都要去按摩，根本停不下来

第 2 章 促进代谢、美容的生活习惯

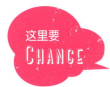

按摩前先减少糖类摄入，
自己按摩胸锁乳突肌

理由 1

肩颈酸痛的原因可能是代谢不良，首先要通过饮食改善体质

肩颈酸痛是很多以伏案工作为主的白领女性的一大烦恼。在你砸下重金去按摩店之前，我建议你先尝试做一件事，**那就是减少糖类的摄入，充分补充蛋白质。**

可能会有朋友质疑，明明是肩膀酸，和饮食有什么关系呢？**肌肉酸痛、僵硬可能是因为体内废物堆积，通过改善饮食，代谢能力得到提高，体内的废物就能被排出了。** 建议你不妨试一试，实践体验一下。

理由 2

肌肉僵硬、容易堆积代谢废物的胸锁乳突肌

控制糖类摄入能有效改善肩颈酸痛。通过限制糖分摄入，**不仅肩颈酸痛能得到改善，因糖类与身体内的水分结合而引发的浮肿也能得到较好的改善。**

另外，针对肩颈酸痛和浮肿问题，**按摩支撑颈部肌肉的胸锁乳突肌** 也有较好效果。很多人为了看手机，长期保持低头动作，导致颈部肌肉僵硬，血液循环和淋巴循环不畅，代谢废物堆积，很容易引发肩颈酸痛。

 控制糖类摄入后身体轻松多了。

按摩胸锁乳突肌,打造清瘦小脸

 简单总结一下就是:

- 胸锁乳突肌连接下巴、颈部和锁骨,这里很容易堆积代谢废物。

- 肩颈的肌肉僵硬,很容易引起脸部浮肿。

- 按摩胸锁乳突肌可以促进血液循环与淋巴循环,让浮肿的脸变得清瘦。

POINT 1　胸锁乳突肌很容易堆积代谢废物

　　胸锁乳突肌主要用于支撑头部,这条肌肉从下巴后耳垂处向锁骨延伸。这条肌肉很容易堆积代谢废物,僵硬紧张。按摩此处可以刺激血液循环与淋巴循环,改善肩颈酸痛和面部浮肿。

第 2 章 促进代谢、美容的生活习惯

打造清瘦小脸的按摩术

要瘦脸，就需要清除代谢废物。快来试试这种随时随地都能做的按摩术吧。

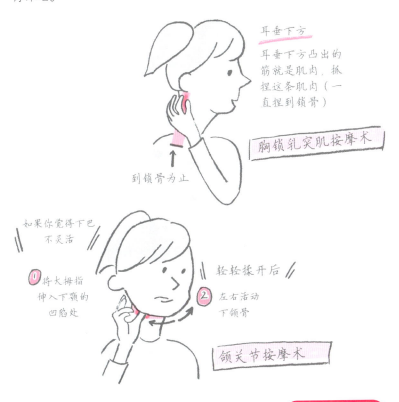

耳垂下方
耳垂下方凸出的筋就是肌肉，抓捏这条肌肉（一直捏到锁骨）

胸锁乳突肌按摩术

到锁骨为止

如果你觉得下巴不灵活

① 将大拇指伸入下颚的凹陷处

② 轻轻揉开后左右活动下颌骨

颌关节按摩术

POINT 2　**胸锁乳突肌按摩法**
用大拇指和食指捏起胸锁乳突肌，从耳后向着锁骨揉捏。将头微微转向一边，可以更好地找到肌肉。在我开办的美容院里，也会教客人自己在家做这种按摩。

作者的一句话提醒

养成习惯，每天进行"小脸按摩"。

DIET COLUMN*02

实现女性瘦脸心愿的"瘦脸矫正法"

脸的尺寸问题必须从骨骼大小，是否骨骼错位、肌肉僵硬、脂肪堆积、浮肿等多角度入手。首先，对于天生的骨头大，很遗憾，这超出了我的能力范围。组成面部的骨骼，**会受咀嚼习惯不良、姿势不当以及脊椎和全身骨骼位置不正的影响，产生错位**。

当然，针对脂肪堆积和浮肿问题，改善饮食才是最重要的。**特别是浮肿，它与脂肪堆积不同，见效非常快，一般1~2天就能看到效果**。如果你在意早晨的面部浮肿问题，不妨尝试控制夜间的糖类、盐分与酒精的摄入量。通常只做这些就能收获较明显的效果。

第 3 章

想要瘦就这样吃！
食物选择

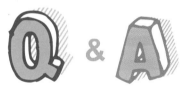

如果要在两种食物中选一种，
你肯定会选择吃了会瘦的那种吧！
本章将为大家介绍瘦身食物的选择方法。

汉堡肉饼 与
牛排

哪种更好?

牛排

理由 1

汉堡肉饼的原材料令人在意！

汉堡肉饼的原料是肉糜。肉被绞碎后，**我们很难看出它究竟是哪个部位的肉**。另外，餐馆和市售的汉堡肉饼里所含的食品添加剂也要特别留意。

理由 2

吃牛排能增加咀嚼次数

想减肥，就要在吃饭时多咀嚼。吃饭时细嚼慢咽不仅有助于消化吸收，还能消耗更多的能量。口感松软的汉堡肉饼，咀嚼次数绝对比不上吃牛排。

提高代谢的饮食技巧 **烹饪手法简单明了的牛排能让你更轻松地把握"究竟吃了些什么"**

汉堡肉饼的原料是肉糜。除非自己买肉绞碎，不然很难判断它到底用了哪一个部位的肉。与此相比，牛排是未经加工的肉块，而且还能自主选择要"肋眼"还是"西冷"。从这个角度来说，牛排比汉堡肉饼好。

另外，牛排比较有嚼劲，可以促进唾液的大量分泌。**唾液中含有胰岛素样生长因子IGF-1，它能抑制血糖上升，促进脂肪燃烧。**

消化固体食物本身就需要更多能量。虽然牛排能量较高，但身体为了消化它，会提高代谢，增加能量消耗。对体寒、浮肿、不容易瘦的女性来说，牛排是强有力的减肥帮手。

肉食女子的吃肉瘦身大法

> 要选择脂肪含量较少的瘦肉。吃肉时要控制米饭等糖类的摄入!

肉类富含动物性蛋白质、维生素、矿物质等营养素,是提高代谢的最佳食材。不过在摄入肉类时,也有相应的注意事项。

猪肉

牛肉　　鸡肉

肉类不仅含有蛋白质，还富含脂肪。虽然脂肪是与代谢相关的各类激素的原料，但脂肪也含有大量的能量，不能毫无限制地大量摄入。比方说猪里脊肉的脂肪含量其实并不低，猪五花更是有50%以上的脂肪。

建议选择以瘦肉为主的部位，这样更便于控制能量的摄入。

如果你吃鸡肉，**可以选择鸡小胸或鸡大胸等脂肪较少的部位**。如果是鸡腿肉，可以**剥掉鸡皮**，**去除多余的脂肪**。牛肉和猪肉一样，**选择里脊等瘦肉为主的部位即可。**

另外，蛋白质吸收效率最高的牛肉熟度是**三分熟**。相较于全生的牛肉，稍稍经过火烤的牛肉，蛋白质的吸收率会更高。不过要注意的是，烤得过熟会引发蛋白质的变性。

在限制糖类的减肥过程中，常有人说可以放开肚子随便吃肉。事实上，放开肚子随便吃肉是以不摄入糖类为前提的。如果你放开吃肉，又和往常一样大碗吃饭，就会在糖类+脂肪的双重作用下快速长胖。**如果你要摄入糖类，就要选择脂肪含量较少的肉。如果你吃了脂肪含量较多的肉，就必须控制糖类的摄入**。这是减肥最最基础的常识。

奶油蛋糕 与 芝士蛋糕

哪种更好？

芝士蛋糕

理由 **1**

高蛋白质＋高脂肪的芝士蛋糕

芝士蛋糕的材料是奶油、芝士、鸡蛋和砂糖。如果能亲手制作芝士蛋糕并控制砂糖的用量，就能将这款甜食变为**高蛋白质、高脂肪的提高代谢食物**。

理由 **2**

奶油蛋糕是超级肥胖食物

奶油蛋糕的蛋糕部分由小麦和砂糖做成，上面还叠加了满是砂糖与脂肪的生奶油。这可是**超高糖类＋超高脂肪**的超级肥胖食品。

提高代谢的饮食技巧　　**要注意的是，"芝士蛋糕当茶点，晚饭吃米饭"这样的组合会让人发胖！**

在减肥时，如果你无论如何都无法战胜蛋糕的诱惑，要选择哪款蛋糕，才能将对减肥大计的影响控制到最小呢？不用说，"超高糖＋超高脂肪食品"的奶油蛋糕对于减肥没有任何帮助。

如果你想吃蛋糕，自己做一块采用无能量的**天然甜味剂代替砂糖制作的芝士蛋糕是比较安全的做法**。话虽如此，千万不要过分相信"只要吃自己做的芝士蛋糕就不会胖"。芝士蛋糕的脂肪含量非常高，**吃过芝士蛋糕后，若是一不小心吃了米饭等糖类，这样脂肪＋糖类的组合会让身体囤积大量脂肪**。说句题外话，我是个"甜点男子"，经常会自己动手做芝士蛋糕。

与红茶相比,咖啡与蛋糕更配哦!

> 咖啡中含有多酚类物质"绿原酸",有一定的控制血糖上升的作用。

一般在吃蛋糕时,总会搭配红茶或咖啡。如果要从这两者中选择,我更推荐你选择咖啡。

咖啡

芝士蛋糕

这是因为在咖啡中，**含有少量的绿原酸，可以在一定程度上抑制血糖的上升**。不只是蛋糕，如果你实在忍不住想吃甜食，建议配一杯咖啡，可以或多或少地减轻"负罪感"。

绿原酸在咖啡豆中的含量为5%~10%，一般认为，绿原酸能够在体内发挥作用的有效摄入量为270 mg。

最近，有些商家推出了添加绿原酸的保健咖啡，还在包装上写着"含有大量稀有成分绿原酸！本品含有270 mg绿原酸，是普通咖啡绿原酸含量的几倍，能帮助脂肪更快燃烧。"但我对这种保健咖啡是持怀疑态度的。

根据日本咖啡协会官方主页上的信息，普通咖啡的绿原酸含量为每杯（约140 ml）280 mg，**单从绿原酸的含量上看，保健咖啡的绿原酸含量比普通咖啡的还少呢**。

因此，根本用不着花大价钱去购买昂贵的保健咖啡，自己冲泡的或是咖啡馆的普通咖啡就足够了。

温泉蛋 与

白煮蛋

哪种更好?

具体问题具体分析

理由 1

如果想快速吸收蛋白质，就选温泉蛋

鸡蛋可以用来制作各种菜肴，是非常优秀的提高代谢的食材。烹饪方法不同不会影响摄入的蛋白质总量，**不过单从吸收速度的快慢来说，想要吸收快，温泉蛋绝对是冠军。**

理由 2

如果想维持更久的饱腹感，就选白煮蛋

相较于吸收快、口感滑嫩的温泉蛋，白煮蛋只要吃1个就能获得较好的饱腹感。**要比饱腹感的持久度，胜出的就是白煮蛋了。**如果你想要吃个鸡蛋作为加餐，那我建议你选择白煮蛋。

> 提高代谢的饮食技巧
>
> **在正餐时吃鸡蛋建议选择温泉蛋，如果在加餐时吃鸡蛋，白煮蛋是最佳选择。**

鸡蛋便于烹饪，是优秀的食材，每个鸡蛋约含蛋白质6 g。如果你想提高代谢，就别1天只吃1个鸡蛋，**建议每天可以吃3~5个蛋白，目标是从鸡蛋中摄入18~30 g的蛋白质。**

烹饪方法的不同并不会影响鸡蛋的蛋白质含量，不过消化速度会随之改变。一般半熟蛋的消化时间是1.5小时，白煮蛋是2.5小时，生鸡蛋是2小时45分，煎鸡蛋、玉子烧这类使用油烹饪的鸡蛋需要3小时以上的消化时间。**如果选择能快速消化吸收的温泉蛋，一次正餐中可以比较轻松地吃掉两三个。**

白煮蛋的优势，则在于其带来的长久的饱腹感。不过，如果在正餐时吃白煮蛋，会觉得单吃鸡蛋就饱了，很可能会因此无法吃下更为重要的肉类和鱼。所以，我建议在正餐时吃温泉蛋，而在加餐时吃白煮蛋。

鸡蛋中的胆固醇是提高代谢的"救世主"

> 并无证据证明胆固醇 = 有害物质，胆固醇是代谢所需各类激素的原料，是提高代谢的好帮手。

很多人相信"吃了高胆固醇的食物，会增加血液中的胆固醇含量，引发动脉硬化，所以不要过多摄入胆固醇"。然而这种"胆固醇危险论"是有针对性的，高胆固醇血症患者确实不能多吃高胆固醇的食物，但对身体健康的人而言，胆固醇可是颇有益处。

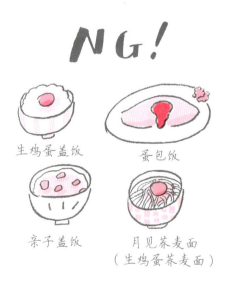

NG!

生鸡蛋盖饭　　蛋包饭

亲子盖饭　　月见荞麦面
（生鸡蛋荞麦面）

事实上，日本厚生劳动省公布的"日本人的膳食摄入标准"在2015年就已废除了胆固醇的摄入上限。胆固醇非但不是动脉硬化的罪魁祸首，还是伴随年龄增长而逐步减少的雌性激素的原材料。

不过，需要注意的是，吃了较多鸡蛋就意味着摄入了不少脂肪。因此，要特别注意不要出现糖类+脂肪的饮食组合。

请尽可能地不吃、少吃生鸡蛋盖饭、蛋包饭、亲子盖饭、月见荞麦面（生鸡蛋荞麦面）这类食物吧！

菠菜 与

小油菜

哪种更好？

小油菜

第 3 章　想要瘦就这样吃！食物选择 Q&A

理由 1

菠菜中的草酸会阻碍铁的吸收

菠菜中的铁含量其实并没有大家想象中那么多，不仅如此，让菠菜具有涩涩口感的成分——草酸还会阻碍铁的吸收。**如果你想吃一些补铁的食物来预防贫血，应该毫不犹豫地选择小油菜。**

理由 2

在钙含量上，**小油菜也具有绝对优势**

小油菜的钙含量是菠菜的3倍多。 菠菜中的草酸不仅会阻碍铁的吸收，也会阻碍钙的吸收。

> 提高代谢的饮食技巧

比较铁和钙的含量，小油菜的优势十分明显！

菠菜和小油菜都是具有代表性的冬季蔬菜。相信很多人听到菠菜，脑海中就会浮现出大力水手的形象，感觉菠菜中含有大量的铁。

100 g菠菜的铁含量为2 mg，而同等分量的小油菜中则含有2.8 mg的铁。**不仅如此，菠菜的涩味成分草酸还会阻碍铁的吸收。** 所以，对轻度贫血的人来说，吃小油菜比吃菠菜更好。不过，值得注意的是，这两种蔬菜与肝脏（同等重量的猪肝含有13 mg的铁）相比，铁含量并不高。

在钙含量方面，100 g菠菜与100 g小油菜的钙含量分别为49 mg和170 mg。 小油菜的钙含量是菠菜的3倍多，在钙含量上优势十分明显。

纳豆 与

豆奶

哪种更好?

纳豆

理由 1

要避免大豆异黄酮的**过量摄入**

一般认为大豆异黄酮能美容养颜，不过也要注意不能过量摄入。**一天两杯豆奶就会达到大豆异黄酮的每日摄入上限**，所以千万不能每天大量喝豆奶。

理由 2

大豆中含有植酸，制成纳豆后可以减少植酸含量

大豆和坚果等种子类食物中含有一种叫植酸的物质。**但可以通过发酵减少大豆中植酸的含量。**

> 提高代谢的饮食技巧
>
> 觉得有助于美容养颜就不停地喝豆奶，一不小心就大豆异黄酮摄入过量了！

豆奶是便于摄入的蛋白质源，其本身是一种非常好的食物。但是，如果你觉得豆奶很健康，里面含有的大豆异黄酮还能美容，应该多喝点。我不赞同这种想法。

根据日本内阁府食品安全委员会的标准，**大豆异黄酮的每日摄入上限为70~75 mg，营养补充剂的补充上限为30 mg**。而一盒纳豆所含的大豆异黄酮就有35 mg，200 ml豆奶则含大豆异黄酮40 mg左右。**虽说很少有人会一天吃两盒纳豆，可一天喝两杯豆奶却非常容易做到**。只需喝两杯豆奶就能达到大豆异黄酮的摄入上限，一定要注意防止摄入过量。

另外，大豆中含有植酸，这种物质会影响矿物质的吸收。**不过纳豆、味噌等发酵食品中植酸的含量已经非常少了**，不用担心植酸的问题。

想对抗下半身肥胖？请少吃豆类！

> 摄入过多的豆制品，可能会造成体内雌激素过剩，导致下半身肥胖，并有可能影响女性生理机能。

有些女性朋友为了美容，大量吃豆奶及其他大豆制品。对豆类中含有的大豆异黄酮，请一定要格外注意。

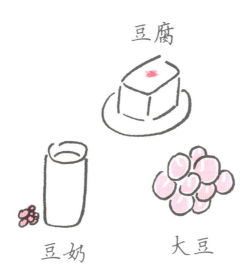

大豆异黄酮与雌激素的结构相似。**一般认为，补充大豆异黄酮能调节女性的激素水平，使皮肤更细腻，还能丰胸和缓解更年期症状。**

不过，在雌激素分泌旺盛的青壮年期过量摄入大豆异黄酮，会让身体出现雌激素过剩的症状，这样**不仅会加重经前期综合征和痛经的症状，还会造成"洋梨形"的下半身肥胖体形**。雌激素过多或过少都是引发肥胖的原因。

不少雌激素水平过高的患者甚至会被要求完全禁食大豆类制品。**如果你在意自己的下半身肥胖问题，不妨尝试停止大豆类制品的摄入。**

大豆的确含有有助于提高代谢的优质植物性蛋白质，对于不爱吃肉，或吃腻了肉的人来说，大豆类制品是丰富菜品的极佳选择。不过毫无限制地大量摄入，信奉大豆无所不能就不对了。

要知道，有时候我们需要适可而止。

竹荚鱼生鱼片 与

竹荚鱼干

哪种更好？

竹荚鱼生鱼片

> 理由

吃鱼干无法摄入ω-3

鱼肉不仅含有蛋白质，还有能抑制体内炎症、提高代谢的**"瘦身油脂"ω-3**。不过遗憾的是，鱼干是一个例外，因为鱼干中的ω-3已经完全氧化消失了。

让油脂氧化的三大要素是空气、光和热。鱼干在制作的过程中凑齐了上述三大要素。

> 提高代谢的饮食技巧

如果想摄入"瘦身油脂"ω-3，请毫不犹豫地选择生鱼片。

鱼类是优质的蛋白质源。不仅如此，鱼肉中还含有能抑制体内炎症、促进代谢的"瘦身油脂"ω-3。大多数女性都存在ω-3摄入量严重不足的问题。**因此，我建议大家以1天吃1条鱼为目标，积极摄入鱼肉。**

说到鱼类，根据烹饪方法，又可分为生鱼片、烤鱼、鱼干等。鱼干较生鱼片保质期长、价格也更便宜，受到很多人的青睐。不过，从减肥的角度看，生鱼片是其中的最佳减肥食物。

当然，吃鱼干也能补充蛋白质，还能摄入钙和镁等矿物质。不过，ω-3在鱼干的制作过程中会完全氧化，我们无法通过吃鱼干摄入ω-3。**如果想补充ω-3，我推荐大家吃生鱼片。**

再制奶酪 与

天然奶酪

哪种更好？

天然奶酪

> 理由

再制奶酪的加工程度较高

日本人常吃的再制奶酪是以天然奶酪为原料加工而成的，在加工时大多会混入食品添加剂，**我建议大家还是选择天然奶酪**。

提高代谢的
饮食技巧

奶酪也是"脂肪的集合"。如果和糖类一起摄入，会更容易发胖。

奶酪中富含优质蛋白质和钙，我经常在肚子有些饿时选择奶酪作为零嘴。

那么，你知道奶酪其实大致可以分为两种吗？一种是天然奶酪，**卡门培尔奶酪和蓝纹奶酪等都是含有活性乳酸菌的天然奶酪。**

另外一种，则是在日本有着悠久历史的再制奶酪，这是由一种或多种奶酪经过再次加工做成的。

再制奶酪便于保存，但含有较多的食品添加剂，所以我还是建议大家选择天然奶酪。**不过，需要注意的是，奶酪同时也是"脂肪的集合"，摄入时一定要注意避免与糖类同时摄入。**

一天三次吃少量米饭 与

一天两次吃正常量米饭

哪种更好？

一天两次吃正常量米饭

理由 1

因为米饭=糖类，吃了米饭身体就会分泌胰岛素

饭碗里浅浅一碗米饭（80 g）约含20 g糖类。虽说是浅浅一碗米饭，**可米饭含有糖类，只要吃了米饭，就无法避免"肥胖激素"胰岛素的分泌。**

理由 2

其中一餐可以不用控制脂肪摄入量，放开吃

如果在吃米饭的同时摄入了脂肪，会更容易长胖。**建议每天选一餐不吃米饭，这样就能不控制脂肪的摄入，放开吃**，提高饮食的满足感。

提高代谢的饮食技巧

不论小碗大碗，只要吃了米饭，"肥胖激素"胰岛素就会分泌。

对喜欢吃米饭的女性来说，减肥的重点问题，就是如何摄入富含糖类的米饭。

Q中提出的两种吃法，计算其糖类总摄入量或总能量，差异可能并不大。这两种吃法的差异在于，摄入糖类后，人体为了抑制血糖上升而分泌胰岛素的次数是一天两次还是一天三次。

吃了米饭，就无法避免胰岛素的分泌，这么一来，如果不控制脂肪的摄入量，就会形成糖类+脂肪的"催肥组合"，让身体囤积更多脂肪。**为了避免这种情况，我们不得不转而摄入低脂、低能量的食物。**

若是这样，**不妨尝试在一日三餐中选择一餐禁食米饭**，只大量吃肉类（油炸食品不能吃）等富含脂肪的食物。这种饮食方式能带来更高的饮食满足感。

日本菜是最佳选择，但天妇罗不能吃

> 在外面的餐馆吃饭时，建议选择营养与能量平衡较好的日料套餐。其中，主菜为鱼类的套餐是最佳选择。

现在，很多白领女性都会选择在餐馆解决午餐。在日本菜、中餐、意大利菜等各类菜系中，究竟选什么是个大问题。

我在外面吃饭时，**大多会选择日本菜餐馆或是经营午餐的居酒屋，而且每次必点鱼类套餐。**

日本菜是减肥女子的好帮手。鱼能提供优质蛋白质和ω-3，小份的羊栖菜与味噌汤可以提供维生素和矿物质，大家可以轻松地均衡摄取各种营养素。若蛋白质摄入量不足，还能添加纳豆、鸡蛋等小菜进行补充。从日本菜中能轻松地摄入第一章中提到的"豆芝藻菜鱼菇薯"，这对快餐和意大利菜来说是很困难的。这些都是日本菜的优点。

另外，如果你想减少糖类的摄入量，只要减少米饭的量就行了。

容易造成肥胖的糖类+脂肪的食品组合在日本菜中非常少，从能量的角度看，只要不暴饮暴食，就无须太过在意。

从上述观点来看，日本菜中唯一要避免选择的是**天妇罗套餐、炸鸡套餐、炸猪排套餐这类油炸食品**。这类油炸食品都是挂上小麦做的挂糊放入植物油中炸制而成的，是与健康背道而驰的降低代谢食品。

便利店的速食粉丝汤+蔬菜沙拉 与 炸鸡便当 哪种更好?

炸鸡便当

第 3 章　想要瘦就这样吃！食物选择 Q&A

理由 1

炸鸡便当的鸡肉可以提供蛋白质

便利店的炸鸡便当是糖类＋脂肪的大集合，并不是值得推荐的减肥期正餐。**其唯一的优点是鸡肉中富含的蛋白质，是提高代谢必不可少的营养素。**

理由 2

一直吃低能量食品，代谢一辈子都不会提高

速食粉丝汤和蔬菜沙拉的能量和营养价值都很低，不管吃多少都无法提高代谢。**不要再重复已经多次失败的低能量减肥法了**！

提高代谢的饮食技巧　**快抛弃对没有营养的低能量食物的信仰吧！**

可能有人会觉得，减肥时怎么能吃炸鸡便当呢？但是，如果非要从问题中的两个食物中选一个，我会毫不犹豫地选择炸鸡便当。

便利店销售的炸鸡便当，大多是将鸡块用面粉裹好，再用植物油炸制后配上米饭，再加一点凉拌意大利面沙拉。虽然这是糖类＋脂肪的组合，**但鸡肉中富含能提高代谢的动物性蛋白质**。当然，米饭和意大利面只能适量吃一点，不能全部吃完。

吃粉丝汤和蔬菜沙拉的好处只有能量低这一点。而能量低则意味着其含有的营养成分较少，从提高代谢的角度来看，可以说是没有摄入价值的食物。**建议搭配水煮鸡胸肉等食物，增加蛋白质的摄入量。**

能摄入一天所需蔬菜量的拉面背后的真相

> 一天所需摄入的蔬菜量为 350 g，在关注分量的同时，也应注意蔬菜的"明细"。

你有没有在餐馆看到过，打着"只要一碗就含有一整天所需的蔬菜量"这类宣传标语的乌冬面或拉面呢？

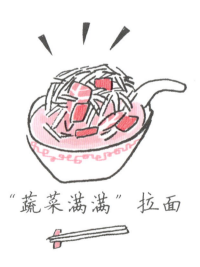

"蔬菜满满"拉面

含有大量糖类的乌冬面和拉面到底健不健康,这个问题之前已经有了充分的阐述,在此就不多说了。**这里的关键问题,是这碗面中所含的"一天所需的蔬菜"里到底有些什么蔬菜。**

宣称含有350 g蔬菜的拉面,蔬菜堆成一座小山,几乎看不到碗里的面条。虽说堆成小山的蔬菜中绝大多数是豆芽菜、卷心菜,零星地撒了一些胡萝卜丝来点缀,不过这确实是350 g的蔬菜。

豆芽菜富含维生素C,卷心菜能提供非水溶性膳食纤维。可是,相较于豆芽菜、卷心菜这类浅色蔬菜,我们更**应该多吃富含维生素、矿物质的深色蔬菜(胡萝卜、青椒、南瓜、西红柿等)。**

现在,有很多媒体都在强调现代人吃蔬菜吃得太少。如果你问我,"每天应该吃足350 g蔬菜吗?"我的回答是:"想吃就吃吧。"不过,正如我在之前的章节中反复强调的,**"千万不能为了多吃蔬菜,就影响到最为重要的蛋白质的摄入!"**

乌冬面 与
荞麦面

哪种更好？

荞麦面

理由 1

荞麦面的蛋白质含量稍微高一些

荞麦面也是以糖类为主的食物，并不值得推荐。**不过与乌冬面相比，荞麦面的蛋白质含量稍微高一些**。每100 g的荞麦面中含有9.8 g蛋白质，而乌冬面里只有6.1 g蛋白质。

理由 2

荞麦面可以提供维生素和矿物质

荞麦面汤中含有从荞麦面中析出的**蛋白质、膳食纤维、维生素、矿物质等营养素。**

提高代谢的饮食技巧　吃荞麦面一定要喝荞麦面汤！但要少吃糖类含量较高的荞麦面蘸汁

我一般不推荐大家吃面食，但非要二选一的话，我更建议吃荞麦面。荞麦面的营养成分除了糖类以外，**还有植物性蛋白质、膳食纤维和维生素B_1等**。另外，用不掺小麦粉的100%纯荞麦粉制成的荞麦面，虽然糖类含量也很高，不过营养也更丰富。

荞麦面的面汤中，含有从荞麦面中析出的营养成分，吃荞麦面时一定要记得喝面汤。相反的，荞麦面蘸汁是用大量砂糖、料酒等调制而成，千万不能食用太多。

最后，请抛弃"清汤荞麦面能量更低"的观念，**尽情追加鸡蛋、纳豆、裙带菜等浇头，好好补充一下摄入量不足的蛋白质吧**。

红葡萄酒 与

白葡萄酒

哪种更好?

红葡萄酒

> 理由

红葡萄酒的含糖量更低

平均每100 ml红葡萄酒的含糖量为**1.5 g**，而每100 ml白葡萄酒的含糖量则为**2 g**。另外，每100 ml起泡葡萄酒的含糖量也在2 g左右。

<small>提高代谢的饮食技巧</small>

红葡萄酒的口感越干，含糖量就越低

红葡萄酒与清酒、啤酒等一样，都是将谷物或水果发酵制成的酿造酒，含有糖类。**而烧酒、威士忌、白兰地等蒸馏酒则是把酿造酒蒸馏冷却制成的**。蒸馏酒在制造过程中去除了糖类，只要不被做成鸡尾酒或兑入果汁汽水饮用，就不会提高血糖值。

虽然如此，但烧酒、威士忌、白兰地等蒸馏酒均属于烈酒，对于女性而言，最好还是选择**含糖量较低的红葡萄酒**。不过，不论喝什么，最重要的还是摄入量，并不是说喝红葡萄酒就不影响减肥，喝多少都没问题。

喝酒后，为了分解酒精，肝脏的负担会增加，同时会消耗一些代谢所必需的维生素和矿物质。因此，建议你**尽量选择富含B族维生素、镁、锌等营养素的下酒菜**，以促进酒精分解，减轻肝脏负担。

酒量好的女性更易瘦？

> 即使你的肝脏功能强,新陈代谢水平高,也不能过度饮酒。酒精会增加肝脏的负担,引起身体不适。

即便你拥有怎么喝都不怕的"钢铁肝脏",也不能太过大意。如果因为酒量好而大量饮酒,同时吃下过多下酒小菜,同样会让你面临肥胖的风险。

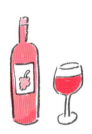

如果有人问我什么酒有助于健康和美容，我会回答他，"酒精会增加肝脏的负担哦。"酒精在代谢过程中会在肝脏中转化为乙醛，而乙醛是一种毒素，所以酒对身体真的没有多少好处。

我劝您将"酒乃百药之首"这种观念抛到脑后去。但需要注意的是，**突然让爱酒之人禁酒，很可能会使他将对酒精的渴望转向食物。为了防止这种情况，巧妙适量地喝酒是更为明智的选择。**

DIET COLUMN*03

减肥不需要"努力"

如果你读了本书，暗自下定决心从明天开始洗心革面好好努力，**那我先在这里送给你一句话，"减肥用不着努力。"** 这么一来，可能又会有人觉得"啊，原来用不着努力啊"，但我说的"不努力"并不是这个意思。

请你想一想，你的公司里有没有这样的人：每天拼命加班，整天摆出一副"我很努力"的样子，可业绩却不见增长。在减肥时，只是嘴上说"今天开始努力"却努力不出什么成绩的人与我刚刚提到的"废柴职员"是一类人。"只要努力就能出结果""忍耐和努力还远远不够"这种毫无意义的决心法与意志力论对于工作和减肥都没有丝毫作用。相较于下定决心，**你真正该做的是仔细思考"究竟要如何努力"，并将之付诸实践。**

你作为减肥者，有无数种方法可以尝试。**"还以为已经摄入足够多的蛋白质了，看来应该再摄入一些"**，**"之前因为在意脂肪摄入一直都吃鸡胸肉，现在可以改吃鸡腿，增加一点脂肪的摄入"**，**"感觉代谢所需的B族维生素有点摄入不足，吃一点营养补充剂吧"** ……试着投出各种"变化球"，不断尝试，失败了也不要陷入自我厌恶，不要放弃。

减肥就是"**结果决定一切**"！

第 4 章

有助于
提高代谢的
美容食物

本章中将介绍提高代谢必吃的"终极推荐食物"。
请在每天的饮食中尽可能地加入本章中推荐的食物！

去烤串店一定要点动物肝脏

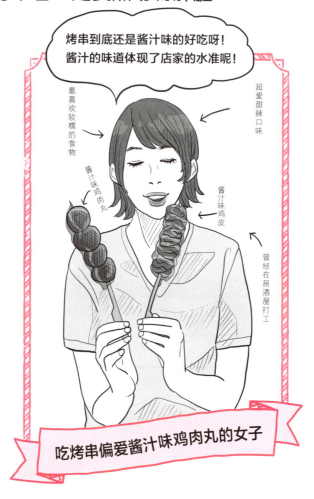

> 烤串到底还是酱汁味的好吃呀！
> 酱汁的味道体现了店家的水准呢！

最喜欢软糯的食物

超爱甜辣口味

酱汁味鸡肉丸

酱汁味鸡皮

曾经在居酒屋打工

吃烤串偏爱酱汁味鸡肉丸的女子

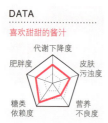

DATA
喜欢甜甜的酱汁

代谢下降度 / 皮肤污浊度 / 营养不良度 / 糖类依赖度 / 肥胖度

特 征

- 不喜欢吃动物肝脏
- 觉得烤串的精髓在酱汁上
- 喜欢鸡肉丸圆圆的形状

164

第4章　有助于提高代谢的美容食物

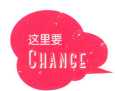

用动物肝脏代替鸡肉丸，椒盐代替酱汁，补充维生素A和铁

理由 1

维生素A和铁的含量超高！"神级食材"——肝脏

动物肝脏富含**构成皮肤的重要成分蛋白质、能提高免疫力的维生素A和能预防贫血的铁**。可如果不特地摄入，我们在日常生活中很容易错过这一美体美肌的"神级食材"。我建议你在吃烤串时一定要记得点肝脏。

值得一提的是，每100 g鸡肝的**维生素A含量可达14000 mg，铁含量为9 mg**，与其他食物相比，鸡肝中这两种营养素的含量高得惊人。

理由 2

甜辣酱汁充满糖类，选择椒盐口味可以补充矿物质

又甜又辣的烤串酱汁确实美味，可如果你想进一步改善体形，我建议你**选择椒盐口味**。除了辣椒，烤串店的酱汁主要由砂糖和料酒等富含糖类的物质调制而成，是肥胖者的天敌。

而盐则富含矿物质，能激活促进糖类和脂肪代谢的生物酶。**一串盐烤鸡肉既能帮助你补充蛋白质，又能让你摄入矿物质，可谓一举两得**。我在吃烤串时也是坚定不移的"椒盐派"。

 在外吃饭时，看到菜单上有肝脏就赶紧点了吧！

最强营养食品西蓝花该怎么吃

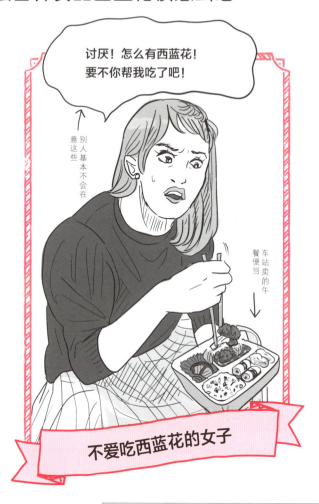

讨厌！怎么有西蓝花！要不你帮我吃了吧！

别人基本不会在意这些

车站卖的午餐便当

不爱吃西蓝花的女子

DATA
注重雌激素

代谢下降度 / 皮肤污浊度 / 营养不良度 / 糖类依赖度 / 肥胖度

特征

- 成年后也不习惯吃西蓝花
- 听说西蓝花会影响雌激素的分泌，所以不吃
- 认为雌激素＝异性缘

巧用西蓝花的丰富营养和抑制雌激素的成分

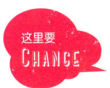

理由 1

西蓝花能提高代谢能力、免疫力和抗氧化能力

西蓝花是一种深色蔬菜，它不仅含有**具有抗氧化作用的维生素 A**，还富含能改善皮肤状况的维生素 C，是一种营养成分非常丰富的食材，能帮助人体提高免疫力，缓解压力。

虽说蔬菜所含的蛋白质较少，但西蓝花的蛋白质含量在蔬菜中排名靠前，每 100 g 西蓝花含蛋白质 4.3 g（每 100 g 卷心菜含蛋白质 1.3 g，每 100 g 番茄含蛋白质 0.6 g）。毫无疑问，在蔬菜中，西蓝花是提高代谢与美容养颜的最佳食材之一。

理由 2

雌激素太多也不容易瘦

西蓝花是健美选手等专业健身人士的常备食材。**西蓝花中含有的成分能抑制雌激素分泌，提高能促进肌肉形成的睾酮的水平。**

雌激素过量分泌，会形成易胖难瘦的体质。下半身肥胖的朋友，不妨适量吃一些西蓝花来调节体内的激素水平。

 雌激素过多和过少都有问题。

在外就餐，首选烤肉和生蚝

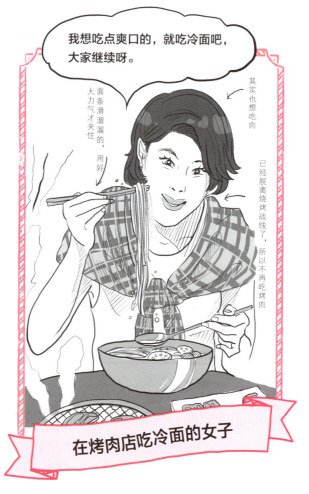

在烤肉店吃冷面的女子

DATA
喜欢石锅拌饭

特 征

- 相信清爽的冷面=健康
- 觉得肉=减肥的天敌
- 用生菜包肉削减吃烤肉的罪恶感

第4章　有助于提高代谢的美容食物

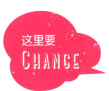

去烤肉店就大口吃肉！
去生蚝店至少吃两个生蚝

理由 1

吃肉可以摄取蛋白质，但要避开用富含糖类的调味料腌制过的肉

在烤肉店，我们可以充分摄入优质蛋白质。为了下酒，店家做的调味料的味道总会比较重一些，在点单时，店员会询问肉的调味料选"**酱汁还是盐**"，我一般会回答"**不要调味料**"。我会用**自带的盐（P053）根据自己的喜好进行调味。**

另外，肉类中不仅有蛋白质，也有不少脂肪。为了避免出现脂肪+糖类的组合，**白饭、石锅拌饭、冷面等食物还是不吃为妙。**

理由 2

生蚝是女性的营养宝库

我非常喜欢去可以品尝各类生蚝的生蚝店。生蚝有"海洋牛奶"之称，**是一种高蛋白、低脂肪的食物。不仅如此，生蚝还含有多种维生素和锌、铁、钙等营养素**。只要吃3~4只生蚝，就能补充一天所需的锌。

生蚝所含的营养成分不仅可以强健肝脏，预防贫血，还能保护皮肤，提高免疫力，缓解焦躁情绪。

 缺锌会引发一系列问题，如味觉障碍、免疫力低下等。

吃米饭减量的鲣鱼寿司

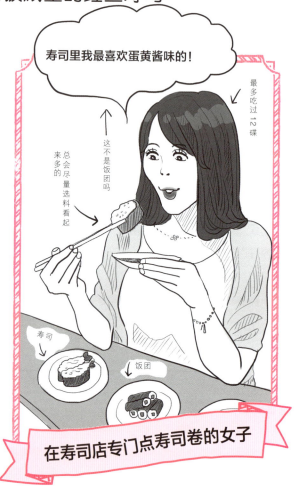

在寿司店专门点寿司卷的女子

DATA

去寿司店总点寿司卷

（代谢下降度／皮肤污浊度／营养不良度／糖类依赖度／肥胖度）

特 征

- 相比鱼类贝类更喜欢有海苔的寿司
- 最喜欢蛋黄酱玉米卷
- 从没想过在寿司店点刺身

吃寿司饭要适量，尽量选择富含蛋白质、ω-3 的鱼类贝类寿司

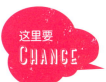

理由 1

寿司饭的糖类含量需要注意，尽量少吃寿司饭

很多女性喜欢吃寿司。从减肥的角度看，寿司饭最需要注意。寿司饭是用寿司醋混合米饭做成的，其中，**寿司醋是用醋、砂糖和盐调制成的。**虽然每个寿司的寿司饭不多，但累积在一起，其糖类含量也不容小觑，需要注意。

不过吃寿司时把寿司饭留下实在太过失礼，建议你向厨师提出，捏寿司时减少米饭的量。这样你吃到的米饭量就会比一般的寿司少一些。顺便一提，我去寿司店时，吃刺身要多过吃寿司。

理由 2

鲣鱼高蛋白，低脂肪，富含铁

在寿司店里，我最推荐的鱼是鲣鱼。鱼类本身就富含优质蛋白质和 ω-3。而鲣鱼比起其他鱼类，不仅**拥有更高的蛋白质含量，更低的脂肪含量，还富含 B 族维生素和铁。**

此外，在我看来没什么摄入价值的，是白米卷黄瓜的"河童卷"，还有回转寿司店里常见的加蛋黄酱的"军舰卷"。很多寿司的营养价值都不高，选择时要特别留意。

 在寿司店尽情享用刺身后点几个米饭减量的寿司吧。

在便利店买午餐就选温泉蛋、水煮鸡胸肉沙拉、鲭鱼罐头

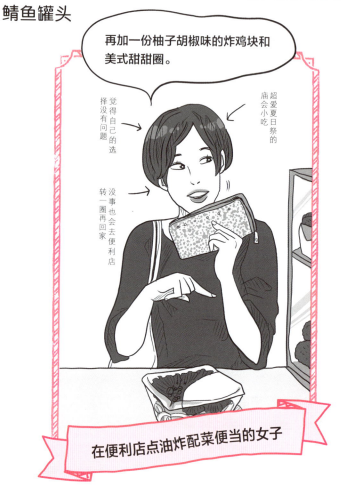

再加一份柚子胡椒味的炸鸡块和美式甜甜圈。

超爱夏日祭的庙会小吃

觉得自己的选择没有问题

没事也会去便利店转一圈再回家

在便利店点油炸配菜便当的女子

DATA

喜欢吃便利店的小食

代谢下降度 / 皮肤污浊度 / 营养不良度 / 糖类依赖度 / 肥胖度

特 征

- 最爱的炸鸡块是唯一的蛋白质来源
- 吃遍每一季便利店推出的炸鸡新品
- 无法战胜收银台附近的甜甜圈的诱惑

摄入蛋白质最重要！
要对收银台旁的小食区视而不见

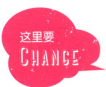

理由 1

便利店的小食大多是糖类、脂肪过量的加工食品

便利店中，很多食物的糖类和脂肪含量都偏高，需要大家在购买时好好确认成分标示，仔细辨别挑选。我推荐的便利店三大最佳食物是：**能轻松补充蛋白质的温泉蛋、水煮鸡胸肉沙拉、鲭鱼罐头。**

很多人会去便利店买饭团。其实一个饭团就含有约 40 g 的糖类，所以至多只能吃一个。面包也尽量不要吃，如果实在不想吃饭团，**可以选择能补充蛋白质的鸡蛋三明治。**

理由 2

肉类小食虽然能补充蛋白质，但其 ω-6 含量过多

本书中反复强调，肉类是富含蛋白质、有助于提高代谢的优秀食材。**可我不推荐你吃便利店收银台旁的肉类小食。**这些小食虽然可以补充蛋白质，但大多采用植物油炸制而成，导致其含较多 ω-6。**这些油炸食品还是不吃为好。**

烤香肠、美式热狗这类加工食品自然不用说，摆放在附近的甜甜圈也是减肥时期的禁忌。

 面对收银台旁小食的诱惑，绝对不能输！

便利店的肥胖食品区就是这里!

简单总结一下就是:

- 面包、方便面等零食绝对不能买。

- 在饮料区,不要选零能量饮料或果汁。请选择纯净水或无糖的茶类饮料。

- 下酒菜区和熟食区意外适合减肥人群。

POINT 1 **禁止靠近加工食品区**
卖面包、方便面等零食的区域,没有任何适合减肥人士的食品。便当区大多是一些超大炸猪排便当、蛋包饭、意大利面这类高糖、高脂肪、高能量的食物,需要特别注意。饮料可以选择水或无糖的茶类饮料,别喝零能量饮料或果汁(参考P042)。

第 4 章　有助于提高代谢的美容食物

注意便利店中的肥胖食品区！

便利店中，很多食物的糖类和脂肪含量都偏高。不靠近肥胖食品区是避免购买这些食物的最佳方法。

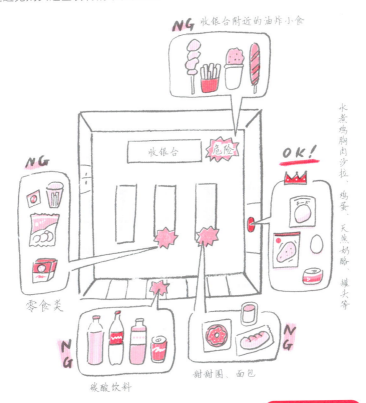

POINT 2　**意外适合减肥人士的下酒菜区和熟食区**
下酒菜区的无盐坚果、鱿鱼干等小食最适合在嘴馋时作为零嘴。熟食区也很方便，有不少小袋装的鱼和沙拉，很适合减肥人士。

作者的一句话提醒

要活用减肥知识，在便利店巧妙选购食物哦！

"全营养食品"——鸡蛋

简单总结一下就是:

- 鸡蛋是超级食品,它含有非常丰富的营养素。

- 蛋白质集中摄入效果更好,我认为一次吃2~3个鸡蛋比只吃1个鸡蛋更好。

- 生鸡蛋中含有的抗生物素蛋白会在加热过程中失去活性。建议将鸡蛋加热后再吃。

POINT 1　鸡蛋含有非常丰富的营养素

鸡蛋含有丰富的优质蛋白质,脂肪,维生素和铁、钙、钾等矿物质,是汇集了各种人体必需营养素的食物。鸡蛋所含氨基酸的比例与人体所需比例相近,极易被人体消化吸收。

第4章 有助于提高代谢的美容食物

鸡蛋的最佳摄入方式

超级食品鸡蛋的营养价值非常高。吃鸡蛋要吃得巧妙,让营养素的摄入更有效率。

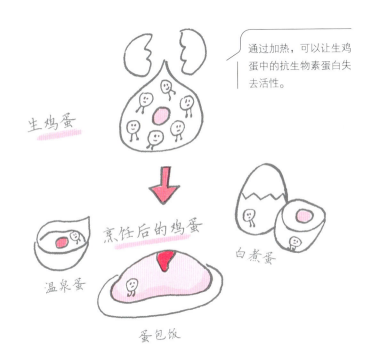

通过加热,可以让生鸡蛋中的抗生物素蛋白失去活性。

生鸡蛋

烹饪后的鸡蛋

温泉蛋

白煮蛋

蛋包饭

POINT 2　**阻碍生物素吸收的抗生物素蛋白**
生鸡蛋中含有影响生物素吸收的抗生物素蛋白,通过加热可以让抗生物素蛋白失去活性。

作者的一句话提醒

我一天会吃3~5个鸡蛋。

零嘴就选坚果！促进脂肪代谢

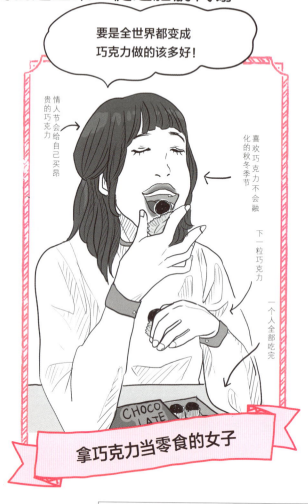

要是全世界都变成巧克力做的该多好！

情人节会给自己买昂贵的巧克力

喜欢巧克力不会融化的秋冬季节

下一粒巧克力

一个人全部吃完

拿巧克力当零食的女子

DATA
喜欢甜甜的巧克力

- 代谢下降度
- 皮肤污浊度
- 营养不良度
- 糖类依赖度
- 肥胖度

特 征

- 吃巧克力不问质，只求量
- 在公司里的外号叫"巧克力狂魔"
- 期待秋冬推出的巧克力新品

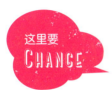 可以吃些富含脂肪的坚果提高代谢，不过不能和糖类一起摄入

理由 1

巧克力零食的本质是<u>巧克力味的砂糖</u>

市面上销售的很多巧克力味零食中，砂糖含量比可可含量还要高。与其吃这些"**巧克力味的砂糖**"，来点**营养丰富的坚果**更有利于减肥，而且饱腹感也更强。

富含脂肪的坚果可以**促进代谢。杏仁中富含维生素E，有很好的抗氧化作用，而核桃仁则富含能抑制体内炎症的ω-3**。

理由 2

富含脂肪的坚果与糖类一起吃<u>会导致发胖</u>

要注意，坚果并非吃多少都没问题。坚果的脂肪含量很高，如果平时糖类物质摄入较多的人吃下了过量的坚果，很可能会引起毛孔粗大或痤疮。

 杏仁巧克力是糖类+脂肪的组合，吃了反而会发胖！

在日式餐馆点套餐要追加鸡蛋和纳豆

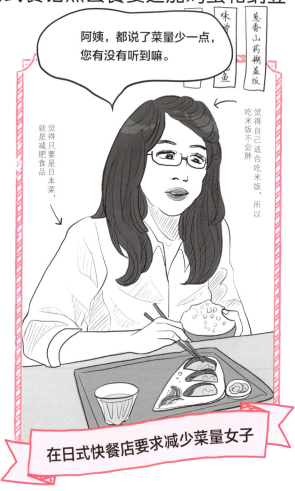

阿姨，都说了菜量少一点，您有没有听到嘛。

觉得只要是日本菜，就是减肥食品

觉得自己适合吃米饭，所以吃米饭不会胖

在日式快餐店要求减少菜量女子

DATA

吃一点点小菜就满足了

代谢下降度 / 皮肤污浊度 / 营养不良度 / 糖类依赖度 / 肥胖度

特 征

- 不想在吃饭上花太多钱
- 难以抵抗"免费添饭"的诱惑
- 点菜的基准是"下饭"

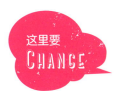 尽情追加小菜，
减少米饭的摄入量

理由 1

追加小菜可以提高饮食的满足感

在外吃饭时，如果这也不能吃那也不能吃，难免会让人沮丧无比。与一盘咖喱饭或一盘盖浇饭相比，**选择小菜数量和种类都更丰富的定食更能切实提高饮食的满足感。**

如果你想控制能量，最好的办法是减少米饭等糖类的摄入。点餐的基本原则是保证**蛋白质的摄入，同时不以糖类为主食。**

理由 2

追加小菜可以补充摄入不足的营养素

提高代谢，美体美容的关键不是减少能量，而是**增加必需营养素的摄入量。**

在餐馆吃饭时，建议你这样搭配：假设你点了由"鱼、米饭、味噌汤、酱菜"组成的套餐后，仍觉得蛋白质摄入不足，可以追加纳豆、鸡蛋，或者羊栖菜。**定食的好处在于可以自由搭配。**

 把追加小菜的投入当作对减肥事业的投资。

要记住,果味水和果汁一样!

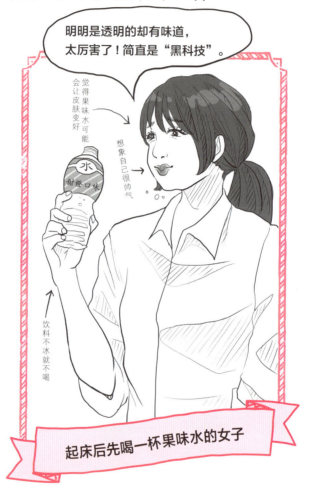

起床后先喝一杯果味水的女子

DATA

不喜欢喝没有味道的白开水

特征

- 最喜欢橘子味的水
- 认为果味水是水,肯定没有能量
- 最近热衷于制作排毒水

第4章 有助于提高代谢的美容食物

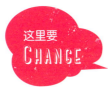

快别喝果味水了，
来一杯真正的白开水吧！

理由 1

只有安慰效果的调味水和排毒水

不少女性认为清早喝一杯水可以改变身体。她们这种借助水的力量让自己变得更美的努力让我佩服不已。

时下很流行"排毒水"，它的做法是将水果和蔬菜泡在水中，析出水溶性维生素、钾和膳食纤维。很多人都对这种所谓的"排毒水"大加赞赏，说喝了它，可以补充各种营养素，有美容和排毒的作用。但我在这里明确指出，**这种"排毒水"至多只有安慰作用**，而便利店卖的那些**果味水就更不用说了，根本没有排毒效果**。

理由 2

热开水、常温水、冰水，只要身体觉得舒服哪种都OK

一般认为喝热开水是有助于女性美容养颜的好习惯。起床后喝两杯热开水利于通便，**其原理在于热开水能有效刺激胃肠的蠕动。**

不过我个人认为，热开水并没有特别的保健效果。**常温水也好，冰水也罢，选择自己喜欢的温度就好**。比方说在夏季的早晨，**喝一杯凉白开**能帮助体温下降，提高水的吸收能力。

 不论水还是食物，简单的就是最好的。

183

后记

减肥，从了解自己吃掉的食物开始

进食是我们日常生活中不可或缺的行为，而这一行为的主要目的，是维持生命。我们为了生存而吃饭，为了生存而将多余的能量储存起来。

仔细想来，在自然状态下，没有比摄食和储存能量更重要的了。

在远古，人类还不会烹饪时，食物的范围非常有限。有些水果和蔬菜都是经过品种改良才变得像现在这样美味可口，原本的野生品种并没有现在我们吃到的这般适口。更重要的是，在过去，食物无法像今天这样轻松获得。

要在自然环境下长成一个胖子，应该说是非常难以实现的。事实上，我们几乎无法找到肥胖的野生动物。可人类饲养的家畜

后记

和宠物，却可以通过过量给食和让它们吃一些原本接触不到的人类食物而被轻松催肥。

为了在残酷的自然环境中生存下来而储存能量的DNA至今还存在于我们的身体中。在现代，那些受到众人羡慕的具有超强代谢能力、怎么吃都不胖的人，在饥荒时代其实是最早被淘汰的。

在食物唾手可得的现代，我们在进食前，必须了解身体的运行机制，我们必须有必要的知识和选择的能力，让我们能正确思考怎样才能变得更健康，怎样才能拥有自己理想的体形。如果为了果腹或享受美食而毫不在意地将眼前的食物塞入口中，就免不了像家畜和宠物一样，被快速催肥。

作为生物，为了维持生命，肯定要依靠饮食来摄入营养素。但对人类而言，饮食还有"享受美食"和"营造人与人之间的交流空间"的文化内涵。我所提倡的做法,并不是要否认饮食这一行为的文化内涵。

饮食文化灿烂多彩,我们在享受饮食文化的同时,对食物本身,如果没有正确的认识,不明白什么才是自己需要的,难免会因选择过多而陷入迷惘,甚至有因食肥胖或生病的可能。我希望大家能够注意到这一点。

在远古,人类虽然不太可能肥胖,但要做到长寿或让身体更健康也是非常困难的。然而在现代,任何食材都能轻松入手。一些日常饮食上的细微差异,有的可能会让你更健康、更美丽,可有的则会引发肥胖和亚健康。也就是说,健康或不健康,全都在于你自己的选择。

幸运的是,市面上并不会销售那些吃了会立即死亡或让身体立即出现问题的食物。不过,正因我们不会接触到短时间内就会对身

后记

体造成伤害的食物,所以才更需要考虑哪些食物是我们的身体需要的。这些食物会在日积月累中成为我们身体的一部分。

在挑选食品时,不要轻信印在食品包装袋上的宣传语,养成先看背面的原材料名和营养成分表的习惯。这是第一步。不明白详细内容也没关系,重要的是要学会思考"食品中到底有哪些成分,含量是多少"。

不了解自己吃掉的食物的人是无法成功塑造理想的形体的。请开始了解你所摄入的食物吧!

改善饮食是让自己变得更加健康、美丽的必经之路。

希望本书能激发各位对饮食的兴趣,帮助大家塑造自己理想的形体。

森拓郎

图书在版编目（CIP）数据

美女饮食图鉴 /(日)森拓郎著；安忆译. -- 南昌：江西科学技术出版社, 2018.11 (2019.5重印)
　ISBN 978-7-5390-6575-5

Ⅰ.①美… Ⅱ.①森…②安… Ⅲ.①女性–饮食卫生–图解 Ⅳ.①R153.1-64

中国版本图书馆CIP数据核字(2018)第237735号

国际互联网（Internet）地址：http://www.jxkjcbs.com
选题序号：ZK2017158　　图书代码：B18209-102
版权登记号：14-2018-0153
责任编辑　李玲玲
项目创意/设计制作　快读慢活
特约编辑　周晓晗　王瑶
纠错热线　010-84775016

OTONA JYOSHI NO TAME NO TABEKATA ZUKAN
Copyright ©Takuro Mori 2016
All rights reserved.
Original Japanese edition published by WANI BOOKS CO., LTD.
This Simplified Chinese edition published
by arrangement with WANI BOOKS CO., LTD., Tokyo
in care of FORTUNA Co., Ltd., Tokyo

美女饮食图鉴　(日)森拓郎 著　安忆 译

出版发行	江西科学技术出版社
社　　址	南昌市蓼洲街2号附1号　邮编 330009
	电话:(0791) 86623491　86639342(传真)
印　　刷	天津联城印刷有限公司
经　　销	各地新华书店
开　　本	880mm×1230mm　1/32
印　　张	6.5
字　　数	130千字
版　　次	2018年11月第1版　2019年5月第2次印刷
书　　号	ISBN 978-7-5390-6575-5
定　　价	45.00元

赣版权登字 -03-2018-382　　版权所有 侵权必究
(赣科版图书凡属印装错误，可向承印厂调换)

快读·慢活™

　　节奏越快,生活越忙,越需要静下心来,放缓脚步,品味生活。慢生活是一种人生态度,也是一种可践行的生活方式。

　　"快读·慢活™",是一套致力于提供全球最新、最智慧、最令人愉悦的生活方式提案的丛书。从美食到居家,从运动、健康到心灵励志,贯穿现代都市生活的方方面面,贯彻易懂、易学、易行的阅读原则,让您的生活更加丰富,心灵更加充实,人生更加幸福。

快读·慢活™
《女人都想要的睡眠圣经》

睡得好，是女人宠爱自己最简单、最有效的法宝

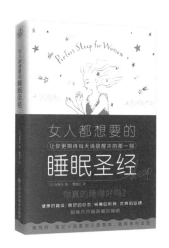

  来自日本睡眠专家的睡眠秘籍！写给万千女性的睡眠圣经！

  明明睡了很久，可是一大早就困意来袭；年纪轻轻，却已经长了好几条颈纹；每次睡醒后，不是腰疼就是肩膀疼……

  优质的睡眠，对于女性来说更为重要。作者通过改善睡眠质量，成功减重15千克！体质明显变好！工作更加高效！睡得好，是女人宠爱自己最简单、最有效的法宝！

  让日本睡眠专家告诉你，如何打造有"量"更有"质"的睡眠；如何挑选合适的枕头远离颈纹，如何找到合适的床垫、被单……本书将陪伴你，帮助你快速提高睡眠质量，让你更期待每天清晨醒来的那一刻。

快读·慢活™
《女人都想要的子宫保养课》

子宫好，女人才好！

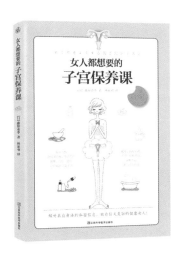

  女人内调才会外美。日本针灸按摩师、芳疗师联合医学博士、妇产科医师，专门写给广大女性的子宫保养必读课。

  从认识子宫＆卵巢、自测月经状况、了解排卵日＆基础体温、提升骨盆力，到利用穴位按摩＆芳疗改善各种不适等多方面，为现代都市女性带来详尽生动的子宫保养"秘籍"。图文并茂，科学易懂，一学就会，在日常生活中就能现学现用。每天六招简易保养操，结合穴位按摩、芳疗、食疗，让你拥有"美子宫"。

快读·慢活™
《极简健康蔬果汁》
感受来自蔬果的力量!

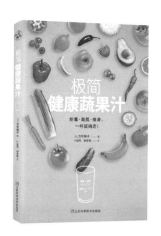

排毒、美肌、瘦身,一杯就搞定!

风靡日本、欧美各国的极简蔬果汁,低能量、零负担、无添加,健康又美味。提升免疫力!打造逆龄肌!改善小病痛!

达人亲授!除了101种健康蔬果汁的制作方法大公开,还有各种快速切蔬果的小诀窍。打破蔬果汁只能冷饮的固有观念,本书独家收录多道温热蔬果昔,感冒、生理期时也能喝。每道蔬果汁皆标示出能量,且能量都低于200大卡,让你轻松享用无负担。根据身体症状、季节、食材类别等分类,读者可根据自身需求,制作适合自己的蔬果汁饮用。